武田邦彦

放射能と生きる

GS

幻冬舎新書

218

はじめに

２０１１年3月12日、マグニチュード９・０の大地震の翌日、私は福島原発の事故の深刻さと、何が起きているのか、事態をはっきり国民に説明しない政府発表に呆然としていました。

たとえば地震直後、原子炉に制御棒が入り、原爆と同じような最悪の事態――核爆発の連鎖反応――は避けられたのでは、と推測されましたが、一方で「東電が〈ホウ素〉を大量投入した」というニュースも流れていました。ウランの核分裂を止めるための「ホウ素」を投入するということは、福島原発のウランの保有量から考えると広島原爆の数百倍の爆発が起こる可能性があることを意味していました。すでに起きていた1号機の水素爆発よりも深刻な事態が起こるかもしれなかったのです。しかし、そうした説明はありませんでした。愕然とし、パソコンの前で「緊急情報」を書き始めました。

自分が今まで原子力の研究を通じて知ったこと、それらを動員して福島原発のことを少しでも正確に伝えなければ、一刻も早く多くの人が安全な場所に逃げてくれれば、と思ったのです。

若き頃、私が原子力の研究をしたのは、資源のない日本が発展するためであり、豊かな生活に夢を抱いてのことでした。そのために「安全な原子力」を目指すことは、研究の大前提でした。そして、原発から出る放射線を基準内に抑え、十分に安全な状態でエネルギーを供給することが、私たち科学者としてのプライドでした。私は原子力研究に携わり、「安全な原子力」を推進してきたのです。

しかし現実に、原発がこのような大事故を起こしました。大量の放射性物質を出すことにもなりました。

過去に自分がしてきた研究や議論の日々、未来へ抱いていた希望が同時に砕かれ、事態の大きさに私はうちひしがれました。しかし現実に事故は起こり、目の前で進行しています。今少しでも何かしなければならない、罪を償わなければならない、それは自分にとって「ブログを書き続けること」であり、「多くの人が知りたいと思っている情報を提供すること」でした。

どんなに差し障ることでも事実をありのまま書くこと、専門用語を使わないこと、ややおざっぱでも必要なことなら非難を覚悟して考え方を書くこと、そして何よりも放射線の危険にさらされている人の家族となって考えること、そのことに全力を注いで、今日まできました。これはこの本は、そこで書いてきた文章を取捨選択し、時系列に整理しまとめたものです。

生々しい事故の記録でもあり、今後の長い放射線と共存する生活で、どうしたら身の安全、子供の健康を守ることができるか、具体的な指針を示すものでもあります。

今から考えると解析が不十分なところもありますが、限られた情報の中でどのように変わっていったかも大切なので、誤字などの修正を除いて、そのまま掲載しました。

おそらくは日本の歴史に残るこの大事件が、不幸なことではあっても、本著が未来の日本に幾ばくかの進歩をもたらす一助になれば幸いです。

放射能と生きる／目次

第三章　自分の被曝量を把握する 143

第四章　体と環境の除洗の仕方 193

4月9日(土)～4月22日(金)のブログから

第五章　空間線量が減った後は　241

図版作成　(有)美創

本書の読み方

●本書は、2011年（平成23年）3月11日の東日本大震災翌日の12日から、福島第一原発周辺の放射線量の数値が一定の落ち着きを見せる5月5日までの、著者のブログ（http://takedanet.com/）を整理し、まとめたものです。見出しの通し番号はブログと対応しています。本文中の「福島原発」は「福島第一原発」を指します。

●「現在」「今」などの表現は、ブログアップの日時を指しますのでご注意ください。「はじめに」と「序章」「おわりに」「追記」のみ、書き下ろしです。

●事故の推移表、太字、キーワードは編集部でまとめました。誤字脱字は修正し、句読点、段落は整理しています。

●事故当時より事態は収まってきていますが、3月11日以前と比べてまだ多い放射性物質とどう向き合うか、最初に被曝を避けられなかった人は今後何を心がければいいか、指針の一つとしていただければ幸いです。

●著者の立場は、ICRP（国際放射線防護委員会）が1990年に定めた「医療、自然放射能以外に浴びてよい放射能の上限＝年間1ミリシーベルト」を、緊急時だからといって上げてはいけない、というものです。この数値が緊急時でも妥当なのかどうか、緊急時とは何かについての詳細な討論は、『原発事故、放射能、ケンカ対談』（副島隆彦氏との対談、小社刊）に掲載されています。

序章

今後、何に気をつけるべきか

福島を中心に

正確な知識と情報を入手する

福島原発の事故は、未曾有の事件でした。

原発は時々、事故を起こし放射性物質を漏らしてしまうことがありますが、今回の事故は桁が違います。たとえば2007年、柏崎刈羽原子力発電所が新潟県中越沖地震の震度6で壊れたときに漏れた放射性物質の総量は「数億ベクレル」、1979年に大事故を起こし世界を震撼させたスリーマイル島のときは「数兆ベクレル」だったと推定されています。

それに対して、今回の福島原発では推計で「60京《けい》（京＝1兆の1万倍）ベクレル」程度が放出されました。スリーマイル島原発事故の、実に1万倍以上です。

スリーマイル島の事故は「こんなことが起こるのだったら原発を止めよう」と運動が起こったほどでした。柏崎刈羽原発の事故の際も大騒ぎになり、運転再開は2年5カ月を要しました。

国際的な事故評価尺度が同じ「レベル7」ということで、よく比較される1986年のチェルノブイリ原発事故では、推計520京ベクレルの放射性物質が放出されたと言われています。チェルノブイリと比べると総量はその1割程度となりますが、チェルノブイリ以外の過去の原発事故の経験と比べると、福島の事故の大きさは決して軽く見られるものではありません。放出された総量を甘く見ず、今後も慎重に生活をしていかなければなりません。私たちは日本で過去に経験していない領域に入っていくのです。

そのことを踏まえて、事故直後からのことを振り返ってみたいと思います。

事故当時、マスクをして街を歩く人を「マスクで放射線が防げるはずはないじゃないか」とバカにする向きがありましたが、もちろん、最初の2週間ぐらいはマスクが必須でした。それは、福島原発から「放射線がやってくる」のではなく、「爆発（噴火のようなもの）し、そこから放射線を持った灰のようなもの（放射性物質）が風で流れてくる」からです。呼吸をすれば、その灰（放射性物質）を吸い込み、内部被曝（体の中に取り込んだ放射性物質から直接の被曝）を受けるからです。

原発事故の最初の段階の鉄則は、第一に「風上に逃げること」、第二に「マスクをすること」、第三に「窓を閉め切ること」です。

何しろ、最初の一撃を避けられれば、何もしなかったときの被曝量の9割程度を避けられるとも言えます。その時期に遠くに逃げていれば、まず安心です。仕事や家庭の事情で逃げることができなかった人も、マスクさえしていれば、外から来る放射線だけの被曝ですから、ずいぶん軽く済みました。

また、放射性物質は、火山の灰、黄砂、または花粉のようなものですから、最初に襲ってくるときには空気中を飛んできます。そしてしばらくすると、車の屋根や道路の上などに溜まります。溜まった灰は、掃除すると溝や側溝に移ります。

放射性物質も灰と同じ動きをします。ですから、最初は家の窓を閉め切り、できるだけ外出せず、外から帰ってきたら玄関に入る前に洋服をはたいて入るというのが防御策です。放射性物質がもう少し大きくて量が多く、目で見ることができれば、誰に教えられなくても、多くの人が外出を控え、マスクをしたでしょう。けれども、放射性物質のチリはあまりにも小さく、目に見えません。また、チリの量は少なくても、人体が受ける影響は量ほど小さいものではありません。自分たちの周りに存在する放射性物質というものがどういうものか、正しく理解すると対応の方法もわかります。

「正確な知識が自分の身を守る」のは、毒物でも台風でも、放射性物質でも同じことです。たとえば事故当時、政府は「放射線は原発からの距離の二乗に反比例する」などと間違ったことを言い、近くの人が懸命に風下に逃げ、そこでまた被曝するという悲惨なことも起きました。原子力発電所から漏れ出る放射性物質は火山灰のようなものであり、灰と同じように風に乗って動くという認識があれば、同心円上の避難指示は出されず、人々も風下に逃げることはしなかったはずです。

放射性物質がどういうものかを理解することも大事です。これまでは、半減期（放射線の量が半分に減る時間）が8日の「放射性ヨウ素」が注目されていましたが、放射性物質の中には、半減期が30年の「セシウム137」と「ストロンチウム90」が含まれています。

ですから、私たちが放射線とともに生活するのは、実はこれからなのです。そして、私たちや子供の健康を守るためには、これまでにも増して「正確な知識」を必要とすることがわかると思います。

過去の流れを把握する

今後の方針を立てるときにもう一つ大切なことは、「事故が起こってからどうなったか」を冷静に振り返ることです。それも細かいことではなく、大きな流れを理解しておくと、その延長線上に今後何が起こるかが予測でき、不安にならずに済みます。

今回の事故はまず第一に、「不幸な出来事だったけれど、科学的に異常なことは起こらなかった」ことが挙げられます。

地震と津波で原発が破損し、原子炉を冷やしていた冷却水の流れが止まりました。

原発の専門家にとっては、地震で壊れたのか、それとも津波が原因だったのかどうかは重要です。東電は補償の問題もあって原因は津波と言っているようです。しかし一般の人にとっては地震でも津波でも起きていることは同じです。要は、原子炉を冷却する水が流れず、「冷やせなくなった」ということです。

そうなると、燃料棒の回りの水が沸騰して、空だき状態になり、燃料がはじけたり融けたりして、原子炉の下に溜まり、炉を破損します。ここでも、「メルトダウンしていたかどうか」は私たちに関係ありません。要は「燃料棒が破損した」ということです。

もし、燃料棒が壊れなければ、ほぼ密封されていますから、あまり放射線は出ません。スリーマイル島の事故では、「メルトダウンして燃料が大きく砕けなかった」ため、放射性物質がそれほど大量には漏れませんでした。

次に、空だき状態になると、内部に少し残っている水が分解されて水素が出て、水素が漏れて水素爆発が起こります。1号機、3号機ははっきりとした水素爆発が起こりました。おそらく、2号機、4号機も似たようなことが起きたでしょう。爆発は原発の4つの建物の上のほうで起こりましたが、すでに建屋の中は放射性物質で充満していたので、水素爆発によって中のものが一気に外に出たわけです。

不幸中の幸いですが、福島原発は太平洋の海岸沿いにあり、西風が吹いていたため大半の放射性物質は海のほうに流れました。でも、少し東南の風と北風も吹いたので、原発の北西に当たる地域と南の方角に放射性物質が拡がりました。

その後、福島市まで流れた放射性物質は南下して、二本松市、郡山市、白河市、茨城県筑波市、千葉県柏市を通り、東京の新宿の高層ビルぐらいまで行ったようです。放射性物質は火山灰と同じように、気流が下向きになったり、雨が降ったりすると地面に落ちるため、ところどころ、「ホットスポット」を作りながら流れていきました。

4月上旬に地面に降りた放射性物質は、その後、雨に流れたり（道路の溝に溜まる）、風に吹かれたり（吹きだまりや植物の葉に移動する）、はたまた自動車のタイヤなどに付いて、少しずつ拡がっています。

陸上ではこのように進みましたが、今回の福島原発の特徴は、「人類史上初めて大量の放射性物質が海に流れた」ということです。

陸のほうに流れるときには、比重の軽い「ヨウ素」や「セシウム」が主なのですが、海のほうには「ストロンチウム」や「プルトニウム」が出た可能性があります。しかしストロンチウムもプルトニウムも測るのが難しいので、なかなかデータが出てきません。

食材では、まず放射性物質が降ってきたときに、ホウレンソウなどの葉物野菜が汚染され、川に降ったため、水道水にヨウ素などが検出されました。さらに、マスクをしなかったお母さんの母乳、汚染された牧草を食べた牛の牛乳、風に乗って飛んできた放射性物質が付いた茶葉などへと拡がっています。

これが5月までですが、6月からは海産物の汚染が問題になります。

6月以降、気をつけるのは海産物

海の中の汚染は、まずプランクトンをはじめとし、ワカメ、コンブのような海藻類、イカナゴ、チリメンジャコのような小さな魚に出ました。5月末からは中型の魚が汚染され始め、その後、マグロやカツオなどの大型の魚に汚染が拡がっていくと予想されます。

海は広く海流があり、さらに魚も泳いで移動するので、汚染は大したことなく終わるのか、それとも大変な事態になるのか、今後の変化に注意しなければなりません。

けれどもこうして全体の流れを見てみると、「不幸ではあるけれど、科学的に異常なことは起こっていない」ので、予測はつきやすい側面があります。

私は、原発が水素爆発して数日後の3月15日に、「原発の安全宣言」をブログで出しました(本書46ページ)。核爆発の可能性はないことがわかったからです。当時はまだ多くの人が「原発で恐ろしいことが起こる」と言っていました。しかし少なくとも2カ月、そのような事態には至っていません。専門家は、危険なことは「危険」、安全になったら「大丈夫」と言わないといけません。

今でも3号機、4号機を中心にまだ少し注意が必要ですが、それは「気を配っておいたほうがよい」という程度で、「逃げる準備をしておく」というようなものではありません。

私が安全宣言を早く出した理由は、繰り返しますが、

1　物事が理屈通りに進んでいる
2　最初の1週間の放射性物質の漏れがあまりにも多かった
からです。

何しろ、これまで「京ベクレル」もの放射性物質が漏れました。それも爆発した当初にほとんどのものが出ました。全体の総量は多いのですが、事故当時に比べれば大したことはない、というのが現状です。ですから、今後注意することは何かといえば、「最初に一気に空気中に放出された60京ベクレルの放射性物質の残りを避けること」「地上に降り積もったものを取り除くこと」なのです。

今後は放射線量で3つに区分けし、ここに気をつける

これからの生活では、「1時間あたり0・6マイクロシーベルト以上のところに住む人（A地域）」と「それ以下の地域で宮城県から神奈川までの人（B地域）」、さらに「それ以外のところ（C地域）」の3つに分けて、それぞれ適切な生活をしなければなりません。

1時間あたり0・6マイクロシーベルトとは、法律で「管理区域」に定められた区域です。

1年に約5ミリシーベルトになります。このような場所は、184ページにあるような放射線のマークを表示して、「ここは放射線が多いから気をつけるように」と注意を喚起する区域です（A地域）。事故が起こらなかったら、誰も管理区域で生活しようとはしないでしょう。しかし実際、事故が起こって東電が汚染したのですから、そこで生活しなければならない場合は、何とかしなければなりません。ここですべきことはすぐわかります。「灰のように降り積もった放射性物質を取り除いて、1時間あたり0・6マイクロシーベルト以下に下げる」ということです。

放射性物質は目には見えませんが、幻のようなものではなく、「粉、灰、チリ」のようなものとして存在していますから、掃除をすればとれるのです。とったものは、もともとあった福島原発に返せばよいので、処理は簡単です。

取り除くときは被曝をするので、できるだけマスクをしたり（地面から巻き上がってくる放射性物質が口に入らないようにする）、食材に注意したり、子供は土の上で運動をしないようにすることです。

また、管理区域に相当する被曝を受けますから、

1　健康に注意する

2　栄養のバランスをとる

ことが重要になります。放射性物質を体内に取り込んでDNAを損傷することがあっても、人間には回復力があります。その回復力を高め、放射性物質に負けない生活と体作りをする必要があるのです。

この区域は、本来、「安全」というコンセンサスが得られている基準である「1年1ミリシーベルト」を超える人がほとんどです。1年1ミリシーベルトは、体の弱い人、幼児、栄養状態が悪い人なども含めて定められていますが、1年5ミリシーベルトになる管理区域の線量になると、より気を配る必要があります。

1時間あたり0・6マイクロシーベルト以下の地域（B地域）、宮城県から神奈川県までは、「やや注意しながら」生活してください。放射性物質は、あまり高く舞い上がりません。山形、新潟、長野、甲府、静岡など、地形上、風が山を越えて届くところは、今後、風で飛んでいくわずかなものだけです。このB地域では、

1　ホットスポットに近寄らない

2　食材に注意する

この二つが重要です。

ホットスポットには2種類あります。一つ目が市や町などの単位で放射線量が高いところ。二つ目は道路の側溝、雨樋の下、草むらなどで、部分的に放射性物質が溜まっている場所です。公園の植え込みなども危険です。B地域では、事故で一気に吹き出た最初の一撃を避けられていて、今後ホットスポットと食材に注意すれば、おおむね1年1ミリシーベルトに収まります。

C地域にはホットスポットもあまりありませんから、普通通りの生活ができます。野菜や魚、牛乳などは「トラックに乗ってやってくる」ので、当面は、A地域からの野菜、牛乳、太平洋側の宮城から紀伊水道までの魚は避けたほうがよいでしょう。

日本人は義侠心が強いのか、「福島の人を助けよう」という合い言葉があって、子供にまで汚染された野菜や魚を食べさせようとしています。現地の農家の方々を思いやる気持ちは大事ですが、思いやりの結果の行動が非科学的で間違っています。外国でも「日本人は何を考えているのかわからない。放射性物質で汚染された野菜を食べるのが、なぜ福島を助けることなのか?」と訝《いぶか》られているようです。確かに、万が一、将来、汚染された野菜を食べたために病気になり、訴訟にでもなったら、福島を助けるどころの話ではないからです。

汚染された食物は流通させず、農業や漁業の方々は、国と東電にきちんと補償させるべきです。そして、早くきれいな土地や海を回復させて、みんなで安心して食べられるようにすることが大事でしょう。

福島以外の原発周辺の人が気をつけること

さて、福島原発の今後ですが、小爆発や4号機の燃料プールの崩壊などの危険性はありますが、大きな爆発が起きた後でそれほどの威力はありません。

むしろ、今は日本の他の原発のほうが危険をはらんでいると言えるでしょう。特に日本海側の原発が損壊したら、日本の中心部がかなり汚染されるでしょうから、立ち上がれないほどの打撃を受ける可能性があります。

また、事故続きの高速増殖炉「もんじゅ」も極めて不安定です。電力会社は「安全です」を繰り返すでしょうが、すでに福島原発以外にも、震度6以下で一部でも損壊した原発は、柏崎刈羽《かりわ》、女川《おながわ》、東通《ひがしどおり》と3つもあり、いずれも震度6で不具合が起こっています。

大規模な地震がくると予想される数年以内に、福島以外の地域がA地域になる可能性はとても強いのです。

今回の事故で、政府は決断力がなく、専門家は倫理観が不足し、電力会社は独占企業で自分たちのことと収益ばかりを考えていることがはっきりしました。私たちは、いざとなったら自分の身は自分で守る準備をしておく必要があります。

今回の事故の詳細が徐々に明らかになってきていますが、3月11日には「数時間から1日以内に爆発すること」が予想され、大量の放射線が漏れることがわかっていたのに、そのことを東電や政府は住民に連絡しませんでした。日本は「原発事故については無政府状態」であり、そのときにNHKなども「安全だ」を連呼していました。

政府、報道ともに当てになりません。ですから、普段から情報源としてのインターネット（パソコン）を用意して、原発から自分の家の距離を調べ、風向きを読み、いざというときに役立つ情報（避難場所や道順など）を調べておく必要があります。

風向きがわかっていれば、放射性物質が流れる風下に対して直角に10キロも逃げれば、初期の被曝を避けられます。また、そのときには必ずマスクをして水を携帯することです。これだけで90%の被曝を避けることができるでしょう。特に、福井県の原発群に近い名古屋や京都、大阪の近郊と、南海地震で危険な地域は準備が必要な場所と考えられます。

いずれにしても、今回の事故は、原発が震度6程度の地震で大事故を引き起こすという根本的な技術的欠陥があることを示しました。普通なら、すべての原発を即時停止し、今回の事故の原因を早急に追究し、他の原発に反映させて改善できれば改善する、できなければ廃炉にする、というのが王道です。

しかし「原発がなければ電気がこない」ということで、なんとなく運転が続いています。「必要だから安全」というのでは、論理が間違っています。電力会社は自ら原発を止めて、自分たちの原発が大丈夫かどうかを再点検する必要があるでしょう。私たちはそれを求めるとともに、万が一、事故になったときの備えを進めておきたいと思います。

第一章　事故直後、どう逃げるか

3月11日（金）～3月18日（金）のブログから

11日(金)	【午後】3時42分、福島第一原発1、2号機で炉心の冷却システムが停止/9時23分、半径3キロ以内の住民に避難指示。半径3〜10キロ以内に屋内退避指令/放射能漏れ確認されず。
12日(土)	【午後】3時30分頃、1号機で水素爆発。避難指示対象を半径20キロまで拡大。第二原発の避難指示も半径3キロから10キロに拡大。容器内の放射性物質を放出。放射線量1015マイクロシーベルト/時(現場敷地境界)。
13日(日)	【午前】5時10分、3号機で冷却装置が停止/9時20分、放射性物質が漏出。【午後】1時52分、1時間あたりの放射線量1557・5マイクロシーベルト(福島第一原発周辺)。
14日(月)	【午前】11時頃、3号機で水素爆発、作業員ら計11人負傷。【午後】1時42分、2号機の冷却循環システム停止、水位低下で燃料棒露出、空だきに。
15日(火)	【午前】6時頃、2号機から爆発音/9時38分ごろ、4号機の建屋4階で出火、正午までに鎮火/10時22分、1時間あたりの放射線量400ミリシーベルト(3号機付近)/11時過ぎ、菅首相、住民の20キロ圏外への避難徹底を指示/作業員の被曝量の上限を計250ミリシーベルトに引き上げ。
16日(水)	【午前】3号機から白煙。
17日(木)	【午前】9時48分、陸上自衛隊のヘリコプターで3号機へ海水投下を開始。【午後】7時35分、警視庁の高圧放水車による冷却作業開始。陸、海、空自の消防車5台で3号機に地上から放水/送電線を原発構内に引き込む工事を開始。
18日(金)	【午前】未明、東京消防庁ハイパーレスキュー隊による3号機への放水開始。【午後】1時55分、消防庁による放水再開/原子力安全・保安院、1〜3号機の暫定評価を「レベル5」に。

原発 緊急情報(1)

キーワード 事故発生時に行動、公表すべきこと、被曝と風向き

――平成23年3月12日 執筆

福島の原発が危機に陥っています。

日本は地震国で、今度の地震が相当大きいと言っても震度6程度の地震は普通に起こることです。「普通に起こる地震で原子力発電所が破損する」と思っている国民はいるでしょうか？ **政府やＮＨＫなどのマスコミは「原子力発電所は安全に作られている」という幻想を国民に与えてきた**のです。

私は4年程前、「日本の原子力発電所は地震によって倒れるように設計されている」と発言しましたが、ほとんど相手にされませんでした。でも、私は現実に原子力安全委員会で耐震基準を確認し、それに対して発言を繰り返してきたのです。

しかし、自主公開の原則を持つ原子力なのに、そんな議論は全く伝わらず、まさか日本の原子力発電所が地震によって損壊することはあり得ないと、日本人は素直に信じていたのです。

さらに、原子力発電所を抱えている自治体の知事や市町村長も「原子力発電所は大丈夫だ」と言い、経産省の原子力安全・保安院も絶対に大丈夫だと繰り返してきました。しかし、**原子力発電所の耐震基準を見ればわかるように、地震が起きたときには「残余のリスク」という表現で、もともと原子力発電所が壊れる可能性を強く意識しているの**です。これについて私は原子力安全委員会でたびたび発言をし、原子力発電所が地震で壊れるという基準を作るなら、

(1) まず地震で壊れるということを国民に知らせること
(2) 付近住民に逃げるためのオートバイと、ヨウ素剤を配ること
(3) このような耐震基準を認める我々（委員）が原発の周辺の住民と同じだけ被曝するべきとまで言ったのです。

安全委員会には常にマスコミが隣にいて、NHKや朝日新聞はそのことをよく知っていますが報道しません。そして事故が起こると「原発は何をやっているのだ」というようなことを言うのです。

しかし、テレビを見てそのことに気がついた人がいます。つまり、福島原発があんなにひどい状態になっているのに原子力安全・保安院や専門の先生方が冷静に対応しているからです。

冷静なのは「想定の範囲内」だからです。つまり関係者は「地震で原子力発電所が壊れる」ということは承知の上なので、原子炉が壊れてもさほど驚かないということを意味しているわけです。

しかし国民には全く違うことを言ってきました。だから国民は震度6ぐらいの地震で原子力発電所が壊れるということは想像もしていなかったでしょう。

現実的には、チェルノブイリなどと違い軽水炉というのはそれほど危険ではないのですが、今回のように水位が下がったり、炉にヒビが入ったりすれば、相当大きな事故に発展する可能性があるのです。

まず、風上に逃げることです。被曝は風向きによって変わります。風下が危険です。また子供は甲状腺ガンになる可能性が出ますのでヨウ素剤が必要ですが、これはすぐには手に入らないと思います。政府の言うことは当てになりません。

人間のやることですから想定外のことが起きるのは当然です。まして今度のように地震で壊れることが想定の範囲内で行われている原子力発電所では、想定の範囲内で壊れたときに、周辺の住民がヨウ素剤を飲めるようにしなければなりません。

今回の原子力発電所の事故について、まず第1回として緊急に書かなければならないことを書きました。

原発 緊急情報(2)

キーワード 急性の障害になる放射線量

――平成23年3月13日 執筆

福島の原子力発電所の緊急情報の第2弾として少し踏み込んだ解説をしておきます。

このブログの目的は、「福島の原子力発電所の近くに住んでおられる方、もしくはその風下に当たる人が、本当に安全か」ということです。

まず**第一に重要なのは、福島の原子力発電所の「核分裂反応」が止まっているかどうかということです。もし核分裂反応が止まっていなければ極めて危険で、避難する地域も10キロとか20キロとかではなく、福島県全体というような範囲です。**

もしも核分裂反応が止まっていれば、炉の中に残っている放射性物質の熱だけが出ているわけですから、これは自然になくなってしまうということを意味しています。政府や原子力保安院からはまだ核分裂反応が停止しているかどうかについての説明がありません。最も肝心なことが発表されていないのです。

普通には核分裂反応は止まっていると考えられますが、地震が起こって緊急に挿入する制御棒が入ったのか、それが心配です。核分裂反応が少しでも継続しているとすると、炉内の水が少なくなっていくと核分裂反応が進んでチェルノブイリのようなことになるからです。

繰り返しますが、政府はまず制御棒が順調に入り核分裂反応が止まっているのか否かを発表すべきです。しかし、今の政府にそれを要求しても無理でしょうから、私が推察するところ、「核分裂反応は停止している」ように見えます。ただ私はテレビの報道を見て推定をしているだけなので、できれば政府が直接的に核分裂反応が停止していることを発表するのが一番いいと思います。政府の発表が遅れるようでしたら、東京電力自体が核分裂反応について詳細に説明をしたほうがいいでしょう（データの発表がよい）。

仮に核分裂反応が停止しているとすると、後はそれほど難しいことはありません。残っている放射性物質が過熱の原因になりますが、それは徐々に少なくなっていきます。放射性物質で強い熱を出すものは半減期の短いものですが、それらは1日も経つと減っていきます。**従って待っていればだんだん安全になっていくということを示しています。**

東京電力はホウ素の注入を始めたようです。このことは東京電力が「お金より安全」を採ったということでとてもよいことでした。つまり、**ホウ素を原子炉に入れるということは、福島**

の原子力発電所を諦めるという意味があり、東京電力の幹部は原子力発電所を運転することの経済性よりも、付近住民のことを考えていると思います。従って、その点では国民は東京電力の対応を評価するべきだと私は思っています。

放射線

原子力発電所から漏れている放射線量は発電所の敷地境界でだいたい0・1〜1ミリシーベルトぐらいとされています。放射線量としてはわずかなので、このくらいの変化が生じても別段、問題はありません。記者会見では変化が問題になっていますが、それは放射線と健康の関係を知らないからです。**人間が急性の障害を受ける最低の放射線量は200ミリシーベルト程度ですから。**現在の200倍ぐらいに相当しますので、急性で直接的な影響が及ぶということはありません。

さらに放射線ですぐ死ぬということを考えますと、1シーベルトぐらいですから、その点ではまだ1000倍程度の余裕があります。ちなみに、4シーベルトぐらいになると半分ぐらいの人が放射線で死にます。現在の状態では、原子力発電所の横に1時間ぐらいいても大丈夫でしょう。

それでも心配な人は、**福島の原子力発電所付近の風向きに注目すべきです。10キロとか20キ**

ロという避難地区はあまり意味がありません。まずは風向きだけです。放射性物質というのは気体だったり、もしくはミストといって非常に細かい粒子なので、すべてが風で運ばれると考えて構いません。

お子さんをお持ちの人は、甲状腺が傷む可能性があるのでヨウ素剤を服用するのがよいでしょう。本来は原子力発電所のそばに住んでおられる方は普段からヨウ素剤を用意しておくのがよいのですが、すでに事故が起こっていますので、国のほうで準備してもらうしかありません。また、40歳以上の男性は少々の放射線を浴びてもほぼ大丈夫です。

いずれにしても、**福島の原子力発電所の核分裂反応が停止していることが確かでしたら、東京電力が海水を注入し、ホウ素を用いたということで、「経済よりも安全を重視した」ということで、まずは一段落です。**付近の人は、あまり部屋の換気などはせず、外からの空気が家の中に入らないようにするということも必要でしょう。

最後に、テレビで盛んに言っている「炉の溶融」ということについて解説をしておきます。「炉心溶融」が危険なのは、核分裂反応が起こっているときに限られます。もし核分裂反応が起こっていなければ、炉心が溶融していても別にどうということはありません。また、セシウムが観測されたので、炉心が溶融していると言っていますが、燃料棒に亀裂が入っても同じですから、現時点では炉心が融けたかどうかはあまり問題ではありません。

事態が深刻なだけに、センセーショナルな表現は控えるべきです。それより炉内の温度、圧力、漏れた放射性物質の量などのデータが欲しいのです。私も原子力の専門家ですが、データがなければ判断が難しいのです。単にマスコミ的に炉心溶融などと言わずに冷静にデータを出してもらい、それで安全性や危険の回避を考えたいと思います。

追記

事故直後から政府は「直ちに健康に影響はない」ということと、「放射線の強さは距離の二乗に反比例する」と繰り返していました。私はこのとき、何兆ベクレル規模の放射性物質の漏洩（実際は、その1万倍の京ベクレルでした）が確実で、風下が危険と判断して記事を書き続けていました。最初の一撃を避けられたかどうかで、多くの内部被曝を受けた人と少なくて済んだ人の格差が出てしまいました。

原発 緊急情報(3)

キーワード　水素爆発と水蒸気爆発、核爆発の違い

――平成23年3月14日 執筆

福島の原発事故で、今、一番の問題は「核爆発するか」ということだ。

一昨日から東京電力は「ホウ素」を原子炉に投入し始めた。情報が不足しているので、正確な判断はできないが、原理原則から言えば次の通りである。現在の状態で「原子炉が爆発する」可能性は三つある。

(1) **水素爆発**　露出した燃料に水が接触して水素が発生し、炉の外に出て酸素と結合して爆発する（化学反応）

(2) **水蒸気爆発**　高温の物体に水が接して急速に水蒸気になり、その体積膨張で爆発する（物理的爆発）

(3) **核爆発**　燃料が融けて固まり臨界状態に達して原爆のようなことになる

水素爆発はすでに福島第一の1号機で起こっている。水素爆発すると建屋が吹き飛ぶので、周辺の人はビックリするし、若干の放射線が漏れる可能性がある。水蒸気爆発は炉の内部で起こる可能性が高いので、水素爆発よりやや危険側にある。核爆発は原爆と同じだから、付近の人は大量に被曝するだろう。福島原発は地震直後に連鎖反応は止まっていると考えられる。そして現在の発熱は核反応ではなく、放射性物質の崩壊熱と考えられる。

もし崩壊熱だけなら中性子の吸収は関係がないので、ホウ素は何の役にも立たない。つまり、ホウ素は中性子を吸収するもので、崩壊を止めたり緩めたりはできないからだ。核爆発や原発はウランが核分裂するときに出る2・4個の中性子の連鎖反応を利用している。だから、ホウ素を投入するということはウランの核分裂を止めるためだ。

東電は、炉が使えなくなる危険を冒してホウ素を投入しているのだから、なぜホウ素を投入するかを保安院に報告して了解を取っているはずだ。**もしその了解が「核爆発を止めるため」というなら、それを真っ先に国民に知らせなければならない。そして国民は広範囲に避難をする必要がある。**

このようなことを判断するときには「炉が溶融していることを政府が認めたか」などではなく、科学的な判断が可能なデータを直ちに公表することだ。すでに福島の原発は事故を起こし、現在の状態をそのまま報告するのは東電と国の責任である。自分たちのメンツより国民の安全を考えてほしい!! テレビの解説者はホウ素の役割を知っているのに、理由を説明していない。原子力の専門家の方、勇気を持ってください。

追記

初期の頃、「核爆発」の可能性はわずかですがありました。特に3号機はプルトニウムを含む燃料を使っていましたので、「ホウ素（核爆発防止剤）」を大量投入したというニュースを聞いて驚いたものです。後に、このとき政府や東電内で意見の対立があり、それに対して専門家は的確なアドバイスができなかったことが明らかになっています。福島原発事故の第三の山場でした（第一の山場は電源喪失、第二が水素爆発です）。ここでほぼ勝負がついたようです。

原発 緊急情報(4)

キーワード 原発の基本原理、プルトニウムの毒性

——平成23年3月14日午後 執筆

福島の東京電力の原発は非常に難しい段階に入り、付近の人はとても不安なことと思います。福島第一原発は1号機が水素爆発を起こし、続いて本日、3号機が水素爆発、さらに2号機も冷却水が回らなくなったようです。3号機の爆発で10人ほどの方が負傷したようですが、どのような作業をしておられたか、すぐにでも発表が必要でしょう。

ところで、原子力発電所で起こる爆発として水素爆発、水蒸気爆発、核爆発の三つを挙げました。**水素爆発や水蒸気爆発は原発でなくても起こることですので、比較的理解しやすいのですが、核爆発は特別なものなので、ご心配でしょうから、少し解説を加えておきます。**

ウラン同位体のうち、ウラン235と言われる元素は不安定で、ある状態で連続的に核反応し、爆発します。

核爆発のタイプは二つあります。一つは広島の原爆のように金属の塊が一度に爆発する形で

す。これは爆弾に使われます。**もう一つは、原子力事故として知られているのですが、水などに融けたり混じったりしているウランが連鎖反応を起こし爆発するケース**です。

金属の塊を爆発させるときには、純度の高いウラン235が必要で、普通では90%以上のウラン235が使用されます。これを「兵器用ウラン」と言うことがあります。これに対して原子力発電所などで使われるウランは、ウラン235が3～5%くらいで濃度が低く、そのままでは核爆発を起こしません。ただ、このようなウランでも水の中にあると臨界に達します。これが逆に原発の原理ですが、原発は爆発しないように慎重に運転します。

つまり「原発」とは「緩やかな核爆発を起こすように制御している」と言ってもよいのです。また、私自身は金属の場合や溶液の場合にどのぐらいの量のウランがあると爆発するか知っていますが、これは今回の原発事故と直接関係がない原爆を作る知識ですので、ここでは書かないことにします。ただ、溶液のときのほうが数分の一で爆発することと、原発の中にはそれを遥かに上回る量のウランがあることは確かです。

ところで、**福島原発の中には発電用のウランが入っていますから、原爆と全く同じ爆発が起こるということはありません。しかし、ウラン235の濃度の低いものでも臨界に達しますと高熱になり圧力が上がり、強い放射能を持った溶液が大量に発生します。**

かつて東海村で起こったウランの臨界事故はこのタイプ（溶液の爆発）です。もしも、プールのようなところで起これば、沸騰して飛びちり、近くにいる人は瞬時に全員死亡し、飛散した放射能を浴びた人も順次死ぬでしょう。また、原子炉のように圧力容器中に入っていて制御できない形で臨界に達したときに、どのように爆発するかということについては、私も今まで論文などを見たことがありません。私は、第二次世界大戦の時代から冷戦の時代にかけてアメリカで起こった臨界事故を勉強したのですが、濃度の低い発電用のウラン235の場合でも相当程度の犠牲者を出している場合があります。

福島の原子力発電所の場合、地震と同時に制御棒が入って有効に働いていると思いますが、電気が使えない状態でどのように処理されたのかデータの発表はありません。そこで、今では「東京電力がホウ素を使った」ということが唯一の情報ですが、これは原子炉内で何らかの中性子の発生に異常があったということを示しています。炉内で臨界が制御できなくなったときに、全体としてどのぐらい危険かまだ何もわかっていない段階ではないかと心配しています。

もう一つは原子炉内にあると思われるプルトニウムの問題です。**プルトニウムの毒性については、一般的には猛毒であると知られています。本当にどのくらいの毒性があるかはなかなかわかりにくく、私もプルトニウムの毒性について調査したことがありますが、一般に言われていることと違うデータもありました。**

ただ、一般的にはプルトニウムは猛毒だと言われていますし、また、核反応をする量も少ないので、もしかすると福島の原発の中に、飛散すると危険なほどのプルトニウムや核反応に寄与する量がある可能性があります。ただこれもデータを見てみなければわかりません。

いずれにしても、原発の爆発事故には、水素爆発、水蒸気爆発、核爆発の三つがあるということは間違いありませんし、**核爆発と言っても、金属の塊が爆発する場合と液状のウランが臨界に達する場合とでは様子が違います。**

何しろ、現在の福島原子力発電所では3号機が水蒸気爆発して10名程度の方が負傷しても説明がないので、一体どういう作業をしているのかということすらはっきりしません。おそらく、現在の福島原発の内部はかなりの放射能があるでしょうから、作業員の人もかわいそうです。もう少し状況を説明してほしいものです。

原発　緊急情報（5）

キーワード　放射能漏れの現状予測

――平成23年3月15日10時　執筆

本日午前4時頃、東京電力から福島第一原発2号機に水を入れても炉内の水が増えないとの発表があり、その最後に、「すぐに、何か、その危機的な状態に陥ることはないのではないかと考えている」と言っていた。これでだいたいのことはわかった。続いて午前六時頃、爆発によって2号機の格納容器の下が破損したとの発表があったが、予定通りである。

今後

原子炉内の放射性物質が漏洩するのを防ぐことができなくなった。だから、周辺の放射線量は上昇を続けるだろう。ただ、これまでのように東電側が必死になって、「絶対に放射線を漏らさない」という切迫した状態ではなく、「すでに漏れを止めることはできない」ということになり、判断は正常になるだろう。その結果、**放射線漏れは「かなりひどいが、破滅的ではな**

い」という状態になったと私は考えている。原発、経産省保安院、政府、専門家の間で交わされた会話は次のようなものだろう。

A「今、午前2時ですが、2号機に水を注入しても炉内の水位が上がらない」
B「まだ燃料の温度が高く、投入した水がすべて蒸発したのではないか？」
A「いえ、投入した水がすべて蒸発したとすると、圧力は700キロパスカルしか行っていないので、計算が合わない」
B「投入量はわかっているのか？」
A「水量は計算できます。だから、どこからか漏れていると思います」
C「現場ではわかっていますよ。炉の下部から水が出ています。強い放射線ですので、炉から出た蒸気がサプレッション・プールで水になってそれが漏れています」
D「そうか、それでは放射線漏れは防ぐことができないな」
C「はい」
D「どうやって発表するか？」
B「最初から漏れているというのも何ですから、まず概略を発表して、2時間経った頃、損傷を発表することにしよう」

つまり、今日の未明に福島原発は「原子炉内部の放射性物質が外部に漏れることを防ぐことができなくなった」ということだ。また、**おそらく現場の判断は冷静になるだろうから、核反応は抑制できる状態になり、後は崩壊を待つことになる。**放射線は徐々に福島から広く拡がっていくが、まず第一に風向きだ。鹿児島の新燃岳が噴火したとき、その火山灰は宮崎のほうに「すじ」のように流れた。その写真を思い出して、風に注意することだ。

仙台、福島、東京などの放射線量は上がるが、通常の人に放射線障害が出るところまではいかないか、あるいは1週間ぐらいはかかると考えられる。いずれにしても、**「通常の放射線漏れのひどい状態」になったので、国民は対応をとりやすくなった。**

私は本日、大阪から東京へ向かう。大丈夫だからだ。

原発 緊急情報(6)

キーワード 火山灰の動きから放射性物質の動きを見る

――平成23年3月15日 執筆

放射線は目に見えない。でも火山の噴火では煙は見える。だから、福島原発からの放射性物質がどのように動くかを考えるときに大変参考になる。幸い、最近、噴火した鹿児島の新燃岳の灰の動きがわかる衛星写真があるので、まずはそれを参考にしたい。

この写真の左側で白い煙が出ているところが新燃岳であり、下に鹿児島湾、写真の中心が宮崎の海岸と日向灘だ。**噴煙は「四方八方」に行くのではなく、風に流されて一方向に進む。このことが放射線でも重要だ。放射性物質はこの煙と同じように動く。**

気象予報にコンピュータが使えるようになって久しい。次のページの上の図は新燃岳からの噴煙がどのように流れるかを計算したものである。

現実の状態より少し拡がっているが、それでもだいたいの傾向がわかる。新燃岳の噴煙の流れも大切だが、**今回の福島原発からの放射性物質の行方と、どこにいる人たちがどのぐらい被**

曝するかを知ることはさらに重要だ。一刻も早く計算結果を出してもらいたい。

また、それまではこの新燃岳の噴煙の写真を参考にして、家族の居場所を決めたらよいと思う。

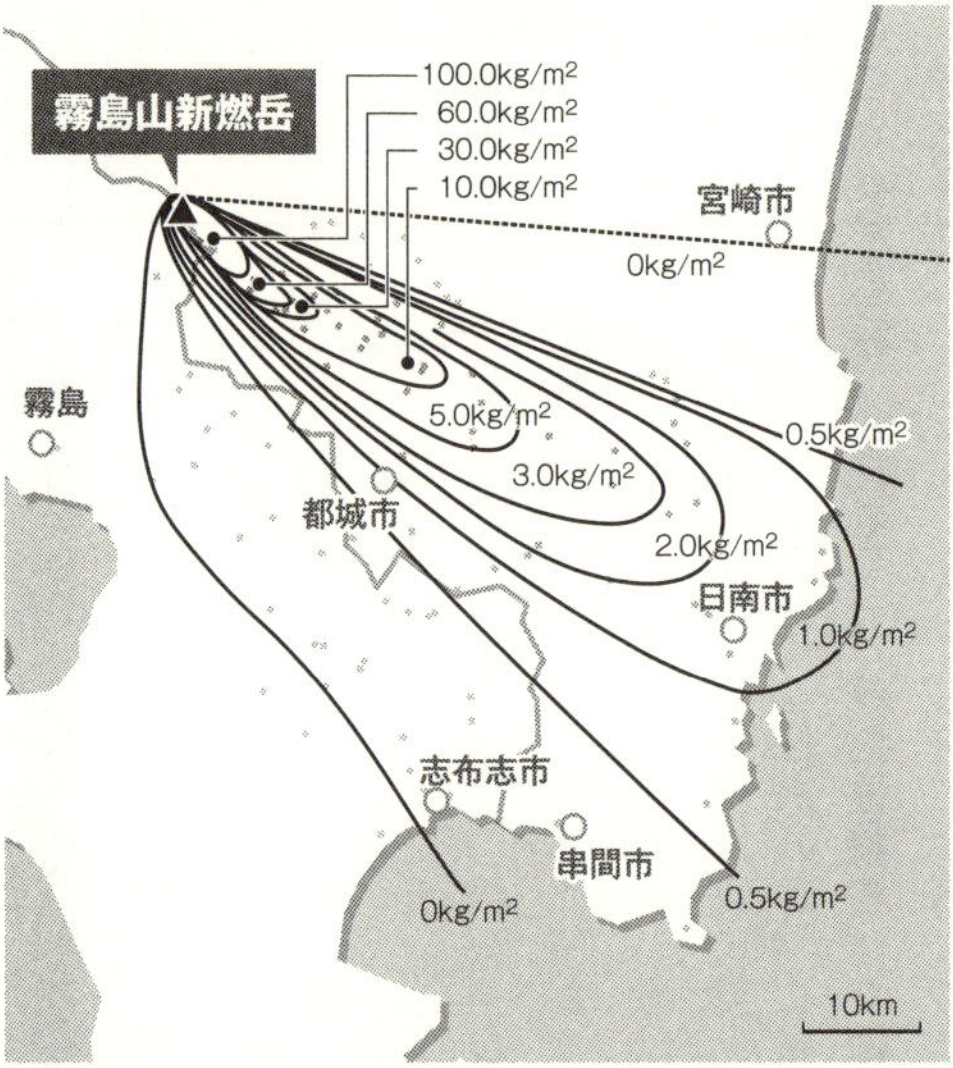

参考：気象庁ホームページ

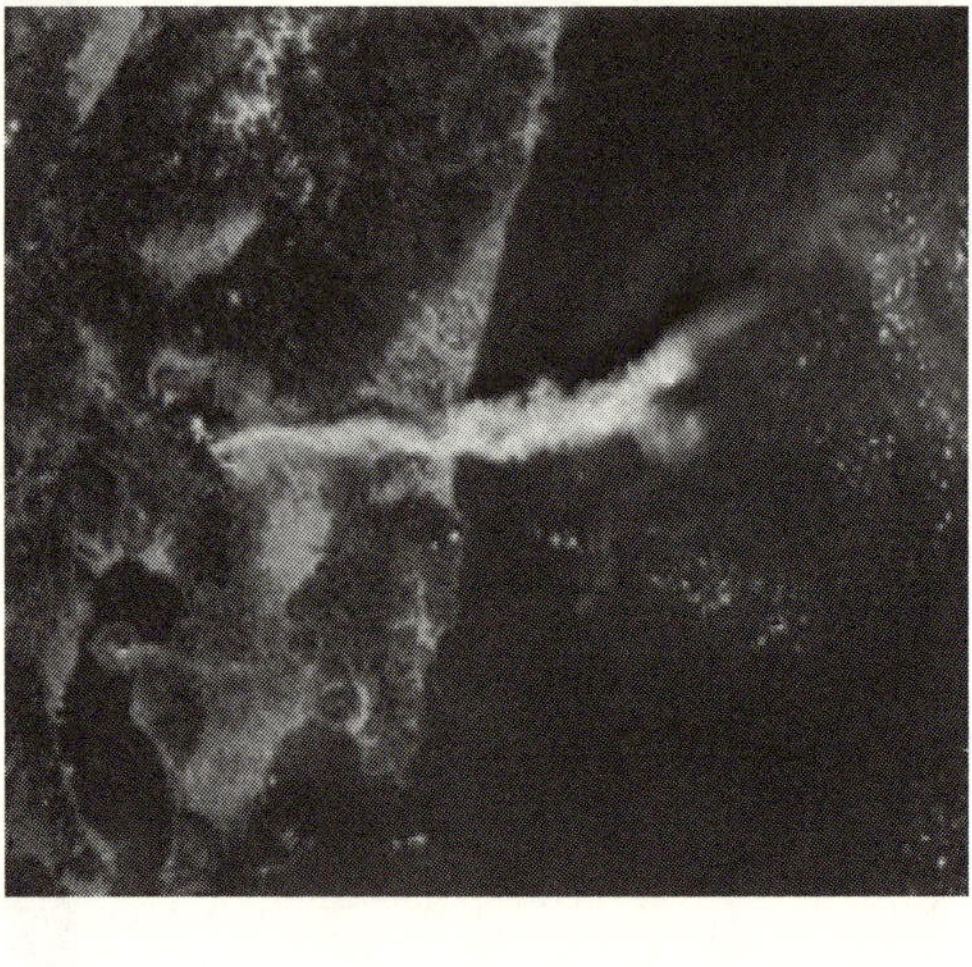

原発 緊急情報(7)

——平成23年3月15日 執筆

東京を逃げ出すべきか？

キーワード 放射性物質の動き方のシミュレーション

福島原発の近くの人はもとより、東京に住んでおられる人も「本当にここにいて大丈夫だろうか？」と心配されていることだろう。本来なら政府が国民の側に立って次々と情報を出し、みんなが「どうしたらよいか」がわかるのが一番よい。でもそれは望めないので、ここで少しでもご参考になればと思って、今度は、おそらくドイツの人が急いで計算してくれたと思われるものを掲げる。

この計算は福島原発の風向きを参考にして放射性物質がどのように風に乗って行くかを計算したものである。本来は気象庁が2日前に出すものだが、日本より外国が早かった。**普通は「西風」が吹いているから、そのときには放射性物質は太平洋のほうに流れる。だから漁船などに警告を出さなければならない。でも風は北風もある。日本の上空は偏西風なので少し上空に上がると東に流れるが、若干、南に流れることもある。**

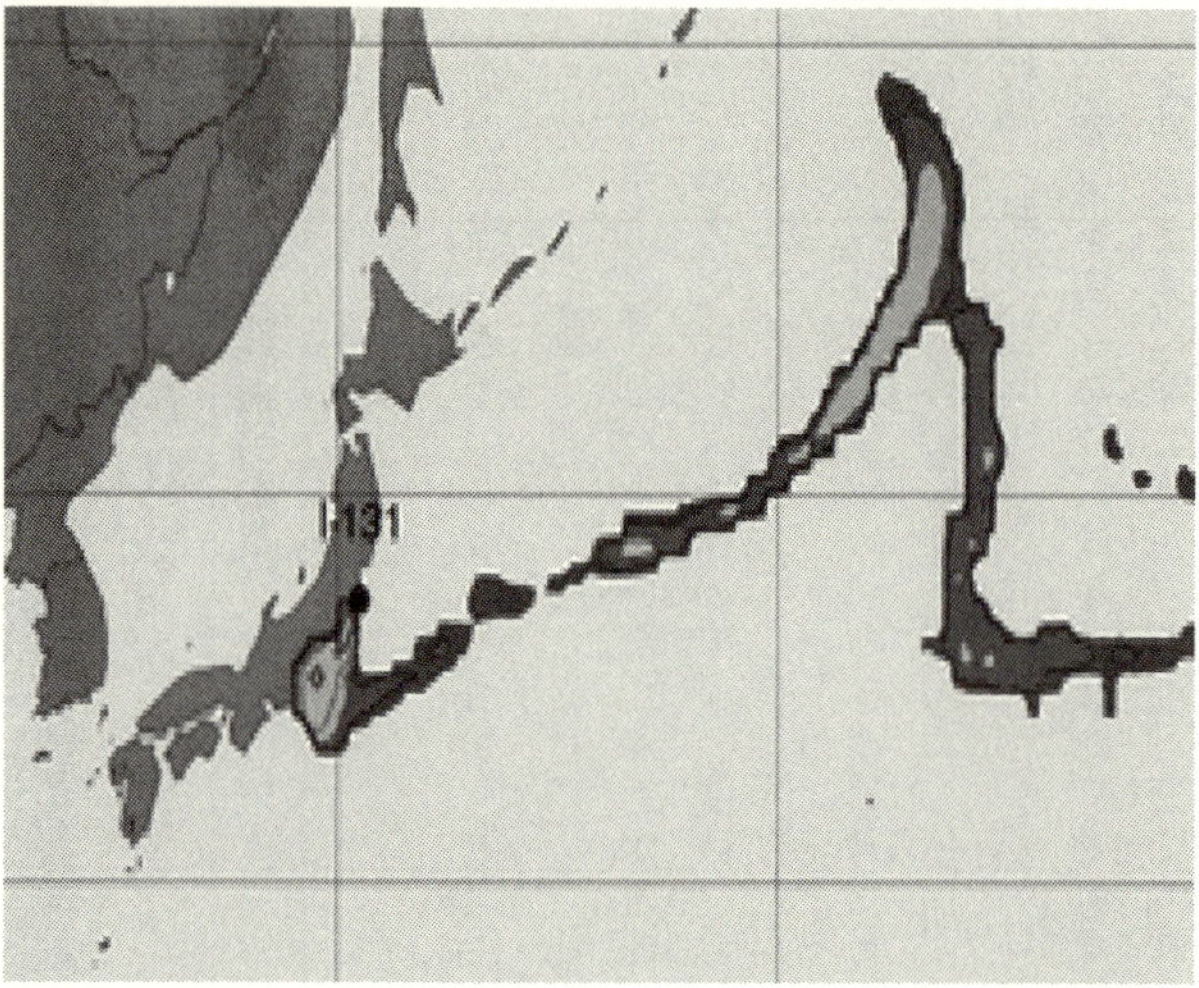

この図を見ると北風のときには東京を越えて静岡あたりまで汚染されている（出所があまりハッキリせず、これは一つの例と考えてほしい。データ自体の信頼性はまだ不明だ。このようなシミュレーションを気象庁が早くやって公開してほしい。まさか隠しているわけではないだろう）。でも、**あまり驚かないでほしい。というのは、今、福島で漏れている放射性物質は数百ミリシーベルトだから、それが移動した状態のことを考える。**

まず、一日中、北風が吹くわけではないので、時間が限定されること、第二に遠くに来るので少し拡散すること、第三にもともとものすごい量の放射性物質ではないこと、である。従って、**私の家族に小さい子供がいたり、妊娠している人がいた場合、１、２日待って様子を見る。**微量の放射線は今日中に東京、神奈川ぐらいまで来るだろうが、それはごく微量だろう。その様子を見ても放射線障害になる可能性が低いからだ。私も今夜、もう一度データを解析してみるが、今日はそっと戸締まりして寝ても大丈夫である。

原発 緊急情報(8) ——平成23年3月16日午前9時 執筆

放射線はどこまで行くか？

キーワード 放射線と放射性物質の違い

福島原発の問題は第2段階に入りました。

つまり、どこで爆発が起こるかというのはこれからも警戒しなければなりませんが、**とりあえず原発から放射性物質が漏れることは確実になったこと、それが400ミリシーベルトと健康にかなりの影響を及ぼすようになったことです。この二つで第2段階に入ったと考えられます。**ここで、今回は、放射線についての知識を深め、自ら判断できる情報を提供したいと思います。一般に放射線と言っているものには2種類あって、

（1）レントゲンのような「放射線」、つまり光や電子と同じように四方八方に飛び散って行くもの

（2）ガス（おならのようなもの）やミスト（霧吹きからの霧や煙のようなもの）

があります。学問的にはこの二つを分けて呼びますが、一般的には「放射線」とか「放射能」と区別します。この二つをいつも区別すると非常にややこしいので、このブログでも今まで一般的な言い方をしてきました。でも、福島原発の汚染から逃れるためには、この区別を簡単に理解しておかなければいけないと思います。

まず、福島原発の敷地の中に強い放射性物質があり、そこから放射線が出ています。

この**放射線は四方八方に散りますし、もともとそれほど強い光でもなく、また放射線が電子の場合には、空気中を進むと空気中のいろいろな物質にぶつかって止まります**。福島原発の上空にいれば、このような放射線にさらされることもありますが、人間は地上にいますので電子が地上を進むと建物にぶつかりますから、遠くまで行くことはないと言っていいでしょう。テレビの解説者が「放射線は四方八方に飛ぶか、距離が離れればどんどん弱くなるから大丈夫だ。東京などには全く関係がない」などと間違ったことを言っているのは、福島原発からのもので「放射線」だけを問題にしているからです。御用学者と言ってもよいかもしれません。

それではチェルノブイリのときになぜ遠くの人が被害を受けたのかというと、実は「現場で原発の処理に当たった人は放射線で死んだのですが、**遠くにいた人々は「放射能を持った物質」で被害にあった**のです。次のページの図は、チェルノブイリの爆発の後、放射性物質がど

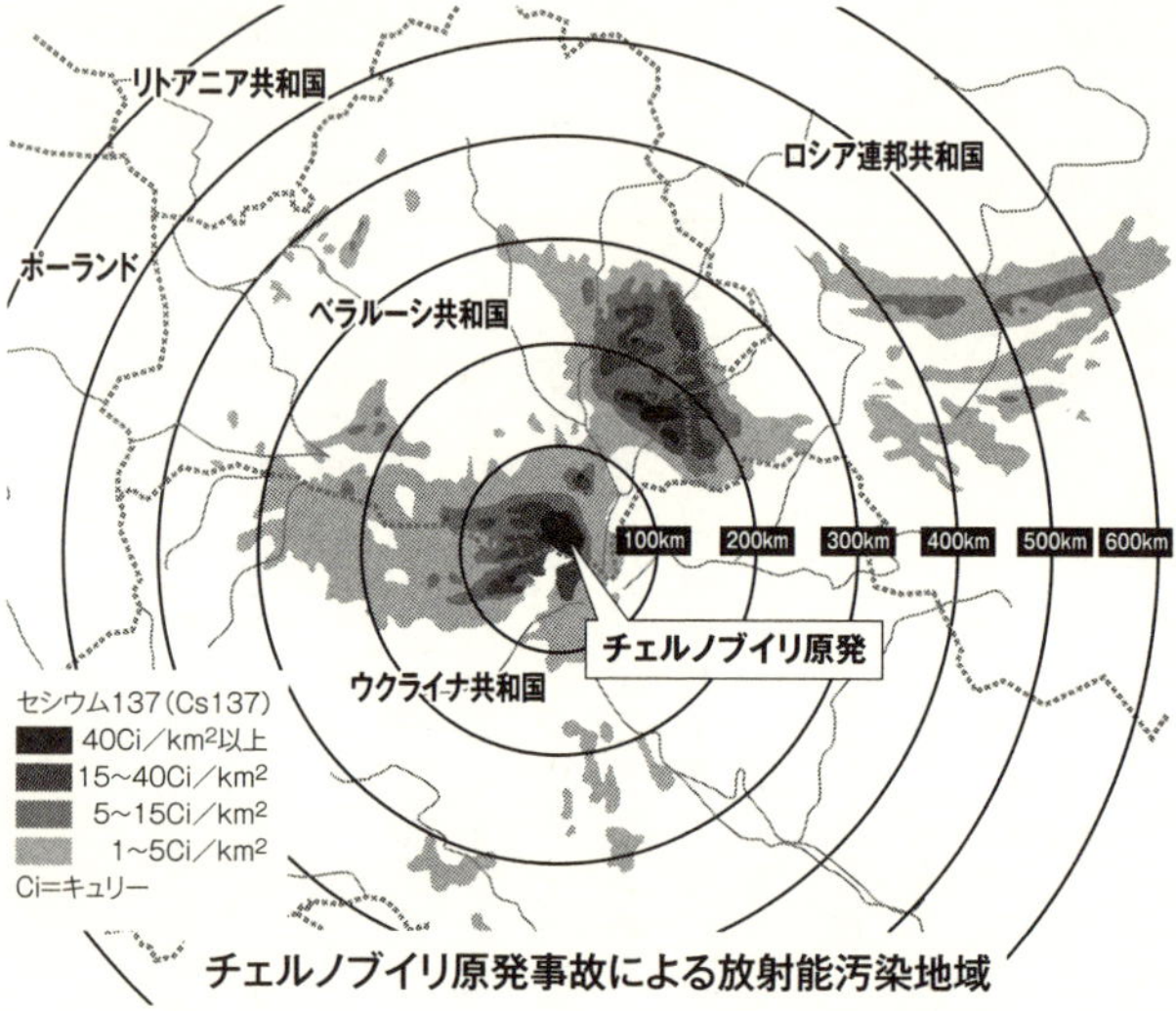

チェルノブイリ原発事故による放射能汚染地域

参考：原子力資料情報室ホームページ

のようにロシアの大地に飛んでいったか？という図です。

ちょっと見にくいのですが、チェルノブイリ原発は図の中心にあります。そこから強い放射能を持つ物質が飛んでいったのですが、図を見るとわかるように二つの方向があります。

一つは、チェルノブイリからポーランドのほうに西側に進んだもので、おおよそ300キロぐらい飛んでいます。もう一つは、チェルノブイリから東北東に流れたもので200キロぐらいのところと、500キロぐらいのところに強い汚染が見られました。ちなみに、福島原発から東京までの距離は約230キロですから、チェルノブイリの図に自分のいるところにしるしを付けると、だいたい見当がつきます。

風向きが問題ですから、全く同じ距離でも全然、汚染の程度が違います。たとえば、チェルノブイリから200キロ西のところは相当強い汚染を受けていますが、200キロ東南東は全く汚染されていません。風に乗って一筋になって流れますから遠くに離れても汚染は強いままであまり弱くなりません。

また、所々に黒いところ（汚染の強いところ）があるのは、雨が降ると雲の中に含まれている放射能を持つ物質が落ちてくるとか、気流の関係などがあります。でも第一には風の向きであることがよくわかると思います。


今は緊急時ですから人の批判をしても仕方がないのですが、よく理解するために、少し問題点を指摘しておきます。実はこのようにチェルノブイリの例もあるので、原発に何かがあって放射性物質が漏れた場合、どのようにそれが流れるかということは原発を建てるときに検討をしています。**福島原発もだいぶ前に建てられたものであり、さらに増設されましたから、そのときに気象データなどが詳細に検討されているはずなのです。それを公開すれば、それだけでずいぶん、危ない方向がわかる**と思っています。

チェルノブイリの例を理解するために、注意したいことが三つあります。

一つは、悪い方向のことですが、漏れた放射性物質の量が少なくても（福島の今）、多くても（チェルノブイリ）、**「どのくらい遠くに行くか」ということは変わらない**ということです。つまり、原発のところで100だとして、それが50に減る場所は、もともと10でそれが5になるところと同じということです。

二つ目も悪いことですが、**汚染物質は風に乗って流れます。**たとえば風速1メートル（そよ風）では、1秒間に1メートル程度ですから、1時間に3600メートル、つまり3・6キロ、10時間で36キロとなります。東京に到達するのは2日半後です。私が昨日、少し様子を見たいと書いたのはこのことを言っています。でもかなり早いと思う人も多いでしょう。

三つ目は良いことなのですが、**チェルノブイリに比べると福島原発が持っている放射性物質の量自体は「多い」のですが、今のところ漏れている量は「少ない」**のです。

従って、この三つを考えると一両日は少し様子を見るのがよいと私は判断しました。

ただ、茨城県の北のほうに住んでおられる方は早めに来ますので、注意が必要です。東海村などで放射線量を常時測っていますから、自治体はデータをどんどん公開して、住んでいる人が自分で判断できるようにするのがよいと思います。

原発 緊急情報（9）

気象庁：国民のほうを向いてくれ！

――平成23年3月17日朝8時 執筆

キーワード 世界の気象庁の放射能拡散予測

世界の気象庁は情報を出してくれている（外電からそのまま。この記事の著作権はこの際、人の命に関わることなので使用を認めてもらいたい）。――以下、外電――

世界気象機関（World Meteorological Organization　WMO）によると、福島第一原発で爆発が起きた12日と13日の風は、それぞれ北東と東に向かって吹いていた。原発から太平洋に抜ける方向だ。「この時の福島県沖の気象状況から判断すると、放射性物質は陸地の方向には拡散しなかったとみられる」と、ＷＭＯの防災プログラムの責任者は語る。

米国海洋大気局（National Oceanic and Atmospheric Administration　NOAA）のモデリング・プログラムを用いて放射性物質が飛散する可能性がある地域を予測した米国の

気象学者、ジェフ・マスターズ（Jeff Masters）氏は、放射性物質のほとんどは日本の東北地方の太平洋岸にある福島第一原発から東の太平洋方向に拡散し、少なくとも5日間は太平洋上空を浮遊するとみているが、人体に有害となる放射性物質が7日間以上も大気中を浮遊し続けて2000マイル（約3200キロ）を超えて拡散する可能性は、ほぼないだろうとみている。

一方、フランス気象局（Metéo France）予報部門のシリル・オノレ（Cyril Honoré）氏はAFPの取材に、「日本は温帯に位置するため、風はおおむね西から東に向かって吹く。だが、気団（温度や湿度などがほぼ一定の空気のかたまり）や雲は何かに囲われているわけではないので、乱気流が起きれば垂直方向にも水平方向にも風の吹く方向に拡散していくだろう」と話し、放射性物質を含んだ微細なちりが福島第一原発から広範囲に広がる恐れがあると指摘した。——以上、外電——

世界気象機関、米国海洋大気局、およびフランス気象局はいずれもその任務を果たし、福島原発付近の風から汚染がどのように拡がるかについて「過去、現在、近い将来」についてコメントしている。

日本の気象庁!!

天皇陛下が国民のことをご心配になっているのに、日本の気象庁は「過去、現在、近い将来」に福島原発の放射性物質がどのように流れるかについて、全く発表をしていない。

日本には気象庁はなかったのか!

今のところ、福島原発からの放射性物質の漏洩はそれほど多くない。従って、半径50キロぐらいは危険性があるが、それより遠い北側と西側には問題がない。東は海だからよいとして、南は引き続き原発の状態と風に注意をしておいたほうがよい。

昨日から政府は「放射能が急激に上昇した」とか「ヘリコプターが放射線で近づけなかった」と言うだけで、線量を言わなくなった。テレビも昨日から「高いほうの放射線の値」の代わりに「低いほうの放射線の値」を言い始め、値が「1時間あたりの線量」なのに、あたかもそこにずっと住んでいても大丈夫かのように言い始めた。**生活をしている人を相手に言っているのだから、少なくとも1カ月(約1000倍)のデータを言うべきだ。**つまり、テレビが「10マイクロシーベルト」と言ったら「10ミリシーベルト」と考えて家族の安全を判断したほうがよい。ところで、私はまだ東京は大丈夫だから、昨日、名古屋から東京へ来ている。

私のスタンス

私のブログに対して「危機を煽っている」とのご批判があるが、私は「ありのままの事実と判断を示す」ことに終始していて、最終的な判断は読む方にお願いしている。「危機を煽る」とか「冷静になることを求める」などということを考えると、自分の判断が入るので、それは入れていない。もし、私のブログを見てパニックが起こっても、それは事実によってパニックが起こるのだから、やむを得ないと思う。

もう一つ、私と政府やマスコミが違うのは、政府やマスコミは「今」のことだけを言っているが、私は「過去、現在」から見た「近い将来」に焦点を当てている。その理由は皆さんが「どうしたらよいか」と判断するときには「今」ではなく、「近い将来（1週間ぐらい先）」を考えると思うからである。ところで、外電によると、

・アメリカ人は80キロ圏内からの避難を勧告した
・フランスは日本に居住しているフランス人を退去させるためにエールフランス（準国営の航空会社）に航空機の派遣を要請した
・ドイツ政府はドイツの航空会社に対して、成田着の航空機を関西空港に変更するように勧告した

原発 緊急情報(10)

政府・マスコミ、ごまかし 危ない!?

——平成23年3月17日午前9時30分 執筆

キーワード 放射線量は積算で考える

政府とマスコミがごまかしを始めた。これはどうしてもすぐ多くの人が気がついて理解しておかなければならない。それは「1時間あたりの放射線量」と「そこに住んでいる子供が受ける放射線量」の問題だ。実に危険なごまかしを始めた。

放射線の強さを「シーベルト」で示すが、これには**「年間に浴びるシーベルト」「1時間あたりのシーベルト」「白血病になるシーベルト」「瞬時に浴びるシーベルト」と四つある。**

この複雑なことを利用して、昨日から政府とマスコミは歩調を合わせてごまかし始めた。子供を持つ親はその責任から、絶対に次のことを理解してほしい(今、私は計算中)。

まず、法律で決められた「普通の人は1ミリシーベルトまで(自然放射線を除く)」というのは、「1年間」だ。政府発表やテレビで報道しているシーベルトは、「1時間あたりのシーベルト」だから、1カ月少し(42日)住んでいるところでは、それを1000倍(=42日×24時間

※編集部注）する必要がある。

白血病になるシーベルトは約400ミリシーベルトで、これは1時間でも1年でもなく、そのままである。だから1時間400マイクロシーベルトのところに1時間いても大丈夫だが、1カ月あまり住んでいると白血病になる。レントゲンを受けると「一度に600マイクロシーベルト」の放射線を受けるが、これは瞬時である。

どのくらいで何が起こるか

4シーベルト　　　　　　　死ぬ
400ミリシーベルト　　　白血病
1ミリシーベルト（1年）　法律で定められた限界

（1）福島原発2号機から放射線が漏れたときに枝野官房長官が発表した数値は1時間に400ミリシーベルト（もし、その場所に1カ月少し住んだら、400シーベルトになり死亡。その100分の1で死亡するから1日いたら死亡する）

（2）文部科学省が3月16日に発表した福島原発から20キロの地点（福島県浪江町周辺）の放射線量は1時間330マイクロシーベルトであった（1時間あたりと思う、そこに1カ

月少し住んだら330ミリシーベルトになり、白血病になる数値に近づく——これをテレビでは「安全な放射線量」と言っていた)

(3) 3月15日頃の東京の高い値は1マイクロシーベルトぐらいだった(東京に1カ月少し住むと1ミリシーベルトで、1年ぐらい住むと子供はかなり危険。胃のレントゲンが1回で600マイクロシーベルトだから、1カ月に2回のレントゲンを受けることになる)

政府のトリック

政府やマスコミは「福島原発から20キロのところの放射線量は、330マイクロシーベルトだから、胃のレントゲンの2分の1」という言い方をしている。だから安全という。しかしそれは「そこに1時間しかいない人」のことであり、住んでいる人ではない。だから、1カ月あまり住む人は330ミリシーベルトを浴びることになり、子供も親も白血病になるだろう。すぐ退避しなければならない。決して「安全な放射線量」ではないのだ。

今、私(武田)は少し動揺している。もし文部科学省が16日に発表した値が正しく、私の計算が合っていれば、政府は直ちに浪江町の人をもっと遠く(風上)に退避させる必要があるからだ。でも、全くその気配はない。なぜなのか? 私の計算が間違っているのか? それでは浪江町の少し南の人はどうなのだろうか？　たとえば、ある地点で測定してみるとその3分の1の100マイクロシーベルトのところに住んでいる人は、4カ月住むと白血病になる。子供はさらに早いかもしれない。

もう一度、慎重に考えてみる。もしこの計算が本当なら大変だが、どこかに間違いがあることを願う。原子力の専門の人、チェックしてください。もし、この計算が正しいと大変ですから。間違っていたらすぐ訂正します。でも重要なことですから。

南無三！　私の勘違いであってくれ！

原発 緊急情報（11）

——平成23年3月17日午後2時 執筆

どこまでが危ないか：計算結果

キーワード 被曝量の積算方法

緊急情報の（11）で、放射線による健康被害について、昨日から政府やＮＨＫが間違ったことを言い始めたので、少なくとも緊急に言っておかなければいけないと思い記事を書きました。記事について多くの専門家、大学の先生、それに勉強中の大学生などからも、計算やデータが提供されました。ありがとうございました。

重要なことだったので、もちろん、自分としては正しいと思うことを書いたのですが、万が一と思ってチェックをしてもらったところ、考え方、計算などに基本的な間違いはありませんでした。その結果をまとめますと、

（1）原発の近くの町や、茨城県の北の地域、福島市などは、すでにやや危険な状態にある

（2）東京まで来ると今のところまだ危険な状態にはない

（3）データが部分的なので、全体的な見通しができない
（4）健康な大人と、妊婦もしくは赤ちゃんとでは、放射線の感度が相当違うので、誰を基準にするかで危険度が変わってくる

ということです。

「ニコニコ動画」の生放送でお話しした通り、私は政府の責任者としてではなく、「家庭のお父さん」として判断をしています。家庭のお父さんという意味は、家には妊娠した人もいるでしょうし、赤ちゃんもいるでしょう。それから楽観的な見方もあるし、悲観的な見方もあります。その中で私は、やや頭の隅に赤ちゃんを考え、極端に悲観的ではなく、でも多少は「万が一」ということも頭に入れて計算をしています。

これは「事実をそのまま見る」ということとも相反することではありません。つまり、赤ちゃんは現実にいますし、原発の処理がうまくいけば汚染はなくなっていきます。逆に1カ月ぐらい続くこともあるのです。そして私は福島に住むお父さんとして、「このままいった場合、子供を少し遠くにやったほうがいいかどうか」ということを考えたのです。

さらに、今日だけのことを考えるわけにもいきません。今日のデータだけを使うのではなく、おおよその今後の変化も加味しました。重要なことですから。前提を細かく説明しておきます。

第一

まず、政府やNHKがどのように間違って言っているかというと、

（1）1時間あたりの放射線量という値は、私たちにはほとんど関係がないのに、1時間あたりの放射線量の値を言っていること

（2）それを全く関係のないレントゲンの場合などと比較していること

です。つまり、「1時間あたりの放射線量が1ミリシーベルト」だったとします。これを仮に1秒あたりに換算すれば、約0・3マイクロシーベルトになり、「全く問題のない放射線の強さ」になります。逆に、1年あたりの放射線量とすると、約9シーベルトになるわけですから、「全員が死亡する放射線の強さ」になります。

私の注意点の第一は、政府やNHKが1時間あたりの放射線の強さを、それと関係ないレントゲンなどと比較していることです。**1時間あたりの放射線の強さは専門家にはある目安になりますが、「自分がここにいてよいのか、子供をここにいさせてよいのか」ということを考えるときには無意味な数字だからです。**私は今朝、その危険性に気がついたわけです。

第二

一方、たとえば、１ミリシーベルトのところ（1時間あたりでも1秒あたりでも）にいても、それは24時間ずっと外にいるときです。**現実的には、冬場でもありますし、24時間外にいるということはありません。どんなに長い間外にいても、せいぜい６時間ぐらいでしょう。ですから、たとえば１ミリシーベルトというときにはそれを４で割って０・２５ミリシーベルトとして計算するのがよいと思います。**

ただ、家によっては換気の状態が違いますので、なかなか一概には言えないということがあります。かなり気密性の高い家にいて、ほとんど外出しなければ10分の1ぐらいというデータもあります。逆に、外から帰って来ても服に放射性物質が付いているときに、それをきれいに払わなければ被曝する時間は長くなるということになります。

第三

また、赤ちゃんや妊婦が普通の人よりどのくらい感度が高いかということはなかなか難しくて、一概に言えません。**おおよその目安は、赤ちゃんや妊婦は、普通の人の10倍ぐらい安全性を見たほうがいい**というところでしょう。赤ちゃんを育てている人はこのことがとても心配だと思いますので、今後も少し調べていきたいと思います。

今のところ、私は家のお父さんとして、「自分はまあ大丈夫だけれども妊娠している女性もいるから、余裕を見たほうがいい」というように考えています。

第四

最後に、今日のデータを使うか、今後1週間ぐらいに予想されることのうち、「やや悪いほうを使うか」という問題があります。今日のデータだけを使えば、良いデータもあれば悪いデータもあります。また、今後1週間を考えると予想が外れることもあります。しかし、福島原発の問題で冷却がうまくいき沈静化してしまえば、それはそれでよかったのではないかと思います。危険を煽りすぎるという批判は必ずありますが、原発がうまく安全になったときだけのことを考えるのも問題です。福島原発の容器が破裂して今の10倍ぐらいの放射線が出るようになったときのことを考えておけば、お父さんとしての責任は果たせるのではないかと思います。

そこで計算に入ります。一昨日からのおおよそのデータを参考にして、**「赤ちゃんがいる家庭で、福島原発の容器が破裂して、放射線量が10倍ぐらいになったとき。最低でも1カ月ほどは1日の4分の1は外にいる状態で、今のところで生活してもよいか」ということで計算します。**そうすると、

〔元のデータ（1時間あたりのシーベルトの平均値）〕×10（赤ちゃん）
×10（容器破裂）×0・25（外にいる時間）
×1000（1時間と1カ月少しの時間の比率）
＝1時間あたりのシーベルトの平均値×25000

となります。**大人は計算の値を10分の1に、原発が今の状態より悪くならないと思う人は10分の1にしてください。**ここで原発から今の10倍の放射線が漏れるとしたのは、政府が「福島第一原発3号機に水を追加するには17日が限度だ」とコメントしたからです（「限度だ」では計算できないから）。つまり、以下の計算は、「今のところに1カ月以上は住むつもりで、赤ちゃんがいて、福島原発が今より少し悪くなる」ということが前提です。

（1）浪江町

文部科学省が測定したときの放射線量が最大で330マイクロシーベルト、最低が160マイクロシーベルトだったので、これをそのまま平均して考えると（1日平均、もしくは今までの累計はデータが手元にありません）、

計算　毎時245マイクロシーベルト×25000＝約6シーベルト
計算結果：死ぬ
容器が破裂しない場合
計算　245マイクロシーベルト×2500＝約600ミリシーベルト
計算結果：白血病になる

（2）**高萩市**　14日22時〜15日22時まで1日間
平均放射線量、毎時約2マイクロシーベルト
計算　2×25000＝50ミリシーベルト
計算結果：法律の許容値の50倍。白血病の8分の1

（3）**福島市**　文科省データ　毎時20マイクロシーベルト（1日の平均値不詳）
計算　20×25000＝500ミリシーベルト
計算結果：白血病

（4）**東京**　いろいろなデータが毎時0・1〜1マイクロシーベルトぐらい

計算　0・1 or 1×25000＝2・5 or 25ミリシーベルト
計算結果：法律の許容値の2〜25倍程度。やや危険

となります。これは「危険を煽ることも、内輪に計算することもしない」場合です。このように計算しますと、

(1) 原発に近い人は風上の遠いところに移動したほうがよい
(2) 福島市、高萩市ぐらいのところの人はやや危険で、原発が沈静化すればよいし、容器が破損したら逃げたほうがよい
(3) 東京はまだ少し余裕がある

ということになります。この計算結果は多くの方からの情報でまた修正しますが、福島、茨城の地域のデータでは、時間あたり3マイクロシーベルトぐらいが出ているので、赤ちゃんや妊婦の方は注意したほうがよい、東京はまだ少し余裕があるということになりました。

ややや予想より厳しい結果になりましたが、これは赤ちゃん係数10、原発の悪くなる係数10が効いています。赤ちゃんや妊婦はデータをさらに調べます。また原発が悪くなる係数はそれぞ

れの予想によって考えてください。

（自衛隊のヘリコプターの測定値は毎時80ミリシーベルトぐらいだったが、昨日はさらに高かったと報告されている。80ミリシーベルトでは1時間から5時間くらいで白血病などになる。自衛隊員もかわいそうだ）

原発 緊急情報(12)

逃げられない人のために

――平成23年3月18日8時30分 執筆

キーワード 20キロ圏外に住む人の判断基準

関西に実家などがあってそこに逃げられる人はよいのですが、すぐに逃げるところと言っても心当たりがない人も多いと思います。そこで、ここでは原発の影響があるところにお住まいで、しかも逃げるところが簡単にはないという人のために少し書いてみました。

その前に昨日あたりからメディアで言われていることで間違っていることを指摘しておかなければなりません。正しい知識がないと判断が間違ってしまうからです。

まず第一に今朝のNHKのニュースを見ていましたら、原発への放水がうまくいかなければ、さらに大量の放射性物質が出ると言っていたことです。その一方では、「現在の放射線のレベルでは心配ない」ということが同時に繰り返しマスメディアから流されています。

この二つは明らかに矛盾します。片方では「注水に失敗すると原発から大量の放射線が出る」と言いながら、片方では「現在の放射線レベルでは大丈夫だ」と言っても全く解決になららないからです。

原子炉に水を供給することに失敗したら大量の放射線が出るというのなら、現在の放射線レベルを基に判断しても危険だからです。つまり、「原子炉に水を供給することに失敗したら、どのくらいの危険性があるのか」ということを具体的に示す必要があります。それで初めて家族の安全が確保されます。メディアの無責任と言えばそれまでですが、メディアを非難しても仕方がないので、私はそれを具体的な数値で示しています。

前回の緊急情報（11）で、私が「10」という数字を示しているのは、これまでの事故例などを見ると、注水に失敗したら現在の10倍ぐらい放射線レベルが上がる可能性があると考えているからです。

原子炉に水を投入するのに失敗したら、放射線レベルが10倍になるかどうかは正確にはわかりません。しかし、せめてそれを専門家が言わなければ、「原子炉に水を投入するのに失敗したら大量の放射線が漏れる」などと伝えてもらっても、それは情報にならないからです。東京の放射線レベルは現在、低いのですが、私がやや高めの数字を示しているのは、このことを加味しているからです。

私は今の東京の放射線レベルは心配することはないと言っておりますが、しかし人によっては不安に感じる人もいます。

本当に原発に水を入れるのに失敗し放射線レベルが大きく上がっても、新幹線などが混んでいて赤ちゃんを抱えている人はすぐには移動できないでしょうから、だいたいどのくらいのことになるかということを、私の知識の範囲でお伝えしています。

もう一つ極めて危険な報道があります。これはNHKではなく、民放の女性のアナウンサーでしたが、「放射線レベルは低いので心配することはない」と大きな声で叫んでいました。その番組で示された図は全く間違っているもので、アナウンサーが口にしていた数字は、「1時間あたりの放射線の強さ」であり、図に示しているのは「最終的にその人がどのくらい被曝するか？」という値です。

女性アナウンサーは、「10マイクロシーベルトだからこの図から言えばとても小さい。全く問題ない」と繰り返していました。このアナウンサーは番組を降りたほうがよいと思います。人の命に関係することですから「私はアナウンサーだから知らない」ということでは済まないのです。**1時間に10マイクロシーベルトということは、たった1時間しかそこにいない人ならその数字でよいのですが、生活をしていて1カ月あまり同じ場所にいたら、10ミリシーベルトになります。これは法律でも許されていないような大きな値なのです。**

重要なことなので繰り返して説明します。

1時間に10マイクロシーベルトというのは放射線の強さですから、1秒あたりで言っても、

1カ月あたりで言ってもよいわけです。1秒あたりで言えばとても小さな値になりますし、1カ月あたりで言えば大きな値になります。

瞬間的にその場所を通り過ぎるのならば、1秒あたりでも1分あたりでもいいと思いますが、**今多くの人が判断しようとしているのは、「ここに住んでいてよいのか」「赤ちゃんは大丈夫なのか」ということです。そうなると1カ月はそこにいますし、子供は感度が高いのです。**おそらくは東京にいるアナウンサーだから、原発の近くにいて不安に思っている人の気持ちがわからないのだと思います。

またその横にいた専門家は、それに気がついたようでしたが、間違いを指摘しませんでした。誰かに「危険を煽ってはいけない」と言われて、逆に危険なことを言っているということです。昨日から今日、テレビを見て気がついた大きな間違いはこの二つです。

楽観的に考えるのも悲観的に考えるのも問題で、事実を正確に摑み、責任を持って自分の行動を判断するには、このような間違いは絶対に自分の頭から除いておかなければなりません。ところで、逃げることが難しい人がどのようにすればよいかということをお話ししようとしたのですが少し長くなりましたので、次回にお話をしたいと思います。

原発 緊急情報(13)

逃げられない人のために その2

——平成23年3月18日10時 執筆

キーワード 被曝をどう避けるか

緊急情報(12)で、逃げられない人たちのために少しでも役立てばと思って書くつもりでしたが、少し長くなったので「その2」として書きます。

まず第一には、福島の原発から出てくる放射線には何種類かあるということです。まず、原発の内部にある強い放射線が四方八方に飛んでいくというものから受ける被曝です。飛んで来る放射線には2種類あって(学問的には3種類ですが、現在関係あるのは2種類です)、**一つは光のようなもの、一つは電子です。**

光は、「遠くの光が見える」ように遠くまで進みます。もう一つの電子はものすごく小さいのですが、それでも形を持っている「物質」ですからコンクリートのビルとかそういうものにぶつかるとそこで止まってしまいます。空を飛んでいるヘリコプターはこの「光のような放射線と電子」の両方で被曝するのですが、原発の近くに住んでいる人は、原発との間に、小高い山とかビルなどがあれば、少なくとも電子の分だけは被曝を受けないことになります。原発から遠ざかれば安全だというのは、このことを言っています。

もう一つ放射線のもとがあります。それは、原発の装置や敷地の中にある「放射能の高い元素」が空気中を飛んでくる場合です。仙台とか東京などには風に乗って飛んでくることになります。これは放射能を持った物質なのでややこしい問題があります。放射性物質を吸い込みますと体の中に入りますので、体の外からだけではなく、中からも被曝することになります。また、衣服に付きますと、それが除かれるまで自分の体がその放射性物質から出る放射線で被曝することになります。これは外からです。

現在の状態では、福島原発から20キロ程度のところの人は避難していますので、ここで説明した最初の放射線はあまり考えなくてもいいということになります。つまり、「自衛隊のヘリコプターが受ける放射線」と「原発から少し離れたところに住んでいる人が浴びる放射線」とは少し意味が違うということを理解しておかなければなりません。仙台から東京辺りの間に住んでいる人たちは、福島原発から漏れる放射性物質からの放射線を、ある程度浴びると考えていいと思います。

その場合、放射線と体の関係を少し知っておく必要があります。

人間の体は放射線に対して防御する能力を持っています。いったん、放射線に当たると、そのときには体の一部がごくわずかですが損傷します。しかし、人間の体というものは、常に外部からの攻撃を防御することができるようになっています。たとえば風邪のウイルスが体に入っても、抵抗力さえあればウイルスを撃退できるのと全く同じです。

つまり、**放射線に当たったらもうそれで終わりと思っている人がおられるのですが、普通の病気と同じようにいったん放射線に当たっても、自分の体の抵抗力と免疫力が強ければ、元の体に戻してくれます。そうなると普通の病気と同じですから、まず第一に体力をつけておくということが必要であることがわかります。**

私がやや放射線に対して楽観的なのは、放射線が弱いということではなく、人間の体には治す能力があることによります。人間は他の動物と比べても放射線で受けた傷を治す力が強いのです。

そして第二には、「連続的に放射線を浴びない」ということです。逆に「連続的に放射線を浴びる」ということは、風邪で言えば「風邪をひいているのに、まだ寒くて乾燥しているところ（ウイルスがいるところ）にいる」ようなものです。放射線でも同じです。**外部に出て放射線を浴びたと思ったら、その後は家の中に入り、しばらくじっとしていることです。それで回復します。**

風で飛んできた放射性物質は外を歩いているときに、自分の体の衣服に付きます。**多くの放**

射性物質は水で洗えばとれますので、洗濯機で洗ってとるということが必要です。非常に厳密に言えば、1回汚染された服は着ないほうがよいのですが（専門家でそんなことを言っている人もいますが）、現実にはそうもいかないので、やはり注意して洗濯するというのがいいと思います。

下着が心配です。だから、ちょうど冬の季節でもありウインドブレーカーのように風を通さないような衣服を上に着て出かけて、それを洗うことができればベストです。外出を多くしなければならない人は、外から放射性物質を少しずつ家の中に持ち込むことになりますので、玄関先で上着をそっと脱いで放射性物質が家の中にあまり入らないようにすることが大切でしょう。また放射性物質は結構、拭いてとれるものですから床などの拭けるところはできるだけ拭くことも大切です。

原発に近いところ以外の放射線はほとんどこのような物質によってもたらされますので、家の中を密閉してその中でじっとしていれば、被曝量は10分の1ぐらいにもなるとも言われています。もちろん、ストーブなどをたいていれば一酸化炭素中毒などになりますから適度な換気が必要ですが、その場合でもリビングルームに外の風が直接入ってこないように。あまり使用しない小さな部屋があったら、そこから換気するようにするのも有効です。「放射線で損傷したところは体が治してくれる」ことと「放射線は空気中にある小さな物質から来る」という二

つを組み合わせますと、

(1) 外出を控えること
(2) 外出するときにはウインドブレーカーのようなものを着ること、マスクをしたり帽子をかぶること
(3) 帰宅したら玄関先で上着をそっと脱いで洗濯すること
(4) 連続的に外出しないこと
(5) 外出した人が放射性物質を家の中に持ち込んできてその放射線で赤ちゃんが被曝するということがないようにすること

などが有効であることがわかると思います。

もちろん、何らかの手段で2、3日でも遠くに行くことができれば、その間は放射線で損傷した体は少し元に戻ります。このようなことに十分に注意すれば、原発に近い人は別にして、「東京と福島との間に住んでいる人、仙台辺りの人は比較的安全になる」と言うことができると思います。

これに関連して少し専門的なことに言及します。

４００ミリシーベルトぐらいの放射線を浴びると多くの人が白血病になりますし、１００ミリシーベルトぐらいでも免疫力の弱い人は白血病になる場合があります。しかし、この１００ミリシーベルトとか、４００ミリシーベルトというのは、比較的短い時間に被曝した場合のことです。**たとえば１時間に１００ミリシーベルトを浴びた人はかなり危ないのですが、それと比較して１カ月間で１００ミリシーベルトを浴びても、その間に自分の体が治していきますので安全サイドになります。**

でも、１カ月の場合、どのくらい安全になるかは極めて複雑です。女性、男性の性差の問題、赤ちゃんとお年寄りの差など多くのことがありますので、なかなか一概に１時間に１００ミリシーベルトを浴びたらそれは１カ月でどのぐらいかということを具体的に示すことはできません。**そこで、このブログでは１時間に浴びた量で１カ月の打撃を示しています。つまり打撃を受ける上限を言っているということになります。**

コラム　福島原発事故に思う

――平成23年3月19日夜　東京にて

　私は今朝、名古屋から東京へと向かった。家を出るときに家内がそっと新幹線の自由席の切符を私に渡してくれた。東京が汚染されたとき、駅はごった返し切符がなければ乗れないと心配したのだ。

　でも、私はその切符を使わないだろう。

　東京が10ミリシーベルトになったとき、大勢の人が西に逃れる。新幹線はパンクし、大混乱になる。いや、日本人は大丈夫と思う。どんなことになろうとも。我々は整然と、まず妊婦、赤ちゃんを送り出そう。次にお母さんと児童生徒学生だ。それが終わったら働き手がいるから現役を送る。すべては整然と自制心をもって日本人は行動すると思う。

　そして婆さんは在来線を使ってもらい、私たち年老いた男は誰もいない東京を掃除して徒歩で離れよう。新幹線の運転手は若いのだから先に逃げて欲しい。私がこの日本に恩返しができるとしたら、それは汚染された東京に残ることなのだ。

私は痛い足を引きずって東海道を西へと進む。不思議なことに強い西風が吹いている。とある民家に着いて一夜を明かしていると激しい雨が放射能を洗い流してくれた。

そういえば私は小さい頃から病気がちで免疫力はついている。そういえば私はこうして両親から授かった命を長く楽しんできた。今さら、思い残すことはなく、若い人を助けることができたなら本望だ。でも、案外、私は持つかも知れない。

人を死に追いやるもの、それは絶望だ。人を死から救い出すもの、それは希望だ。私には希望がある。10ミリシーベルトになっても日本人の誇りと自制心で多くの赤ちゃんを助けたこと、それが私の明日の希望になる。

＊福島原発も最悪な時期を過ぎたので、なにかホッとしてゆったりした気分になり、私の今までの気持ちを書きました。明るい希望がわいてきたような気がします。

第二章　被曝を避ける生活

3月19日（土）〜3月25日（金）のブログから

19日(土)	福島県川俣町の原乳から、暫定基準値（1キロあたり300ベクレル）の3倍を超えるヨウ素131を検出。茨城県高萩市のホウレンソウから規制値(1キロあたり2000ベクレル)の約7・5倍のヨウ素131を検出。各県、出荷自粛を要請。
20日(日)	【午前】消防・自衛隊、放水継続。【午後】3時46分、2号機通電／栃木、群馬のホウレンソウ、千葉のシュンギクからも規制値を超す放射能を検出。各県、出荷自粛を要請。
21日(月)	【午前】11時36分、5号機に外部電力の供給開始、冷却用ポンプ稼働／菅首相、福島、群馬、茨城、栃木産ホウレンソウとかき菜、福島県産の原乳の、県単位の出荷停止を指示／茨城ひたちなか市で放射線管理区域の基準値の3分の1に相当する放射性物質セシウム137検出。
22日(火)	【午前】10時35分、4号機に外部電源接続。【午後】10時43分、3号機の中央制御室の照明が点灯。1～6号機まですべての通電確認／福島5市町（伊達、郡山、田村、南相馬、川俣）の水道水から乳児への規制値を超える放射性ヨウ素を検出。
23日(水)	SPEEDIシステムの被曝予測、初公開／東京23区・多摩5市（武蔵野、三鷹、町田、多摩、稲城）の水道水から乳児の飲用の指標値の2倍を超える放射性ヨウ素を検出／3号機から黒煙。
24日(木)	【午前】原発作業員3人被曝、2人搬送。汚染水の排出難航。
25日(金)	【午前】原発の放水口付近でヨウ素131を1立方センチあたり50ベクレル（基準値の1250倍）、セシウム137を同7・2ベクレル（基準値の79倍）検出／福島県、作付延期を全農家に要請。

原発 緊急情報(16)

——平成23年3月20日午前8時 執筆

法を破った国と専門家。自衛しよう!

キーワード　法で定められた「管理区域」、被曝量の算出法

福島原発のほうは小康状態に入ったが、福島県を中心に放射線がゼロになったわけではない。事故が起こってから今まで約7日間の時間が経っているので、一般の人が放射線の被曝を受けている。そこで今日は日曜日なので、もし時間があれば**自分や子供が受けた放射線の量を計算しておくと安心もするし、今後の計画も立てることができると思う。**

私は長く原子力関係の仕事をしていたので、その間に「第一種放射線取扱主任者」の資格を持ち、業務をしていた。別に自分がどうのこうのと言うわけではないが、「武田は素人だ」と言う人もいるので、皆さんに安心してもらうために、第一種放射線取扱主任者は「日本人を放射線から守る資格」としては最高のもので、オールマイティに業務を行えることを断っておきたい。

このブログにも第一種放射線取扱主任者の方から多くのアドバイスをもらっていた。たとえ

大臣といえども、放射線からの防御という点では第一種放射線取扱主任者の命令を聞かなければならない、そういう資格なのだ。放射線取扱主任者の最も重要な役割は法律に則って、日本人（もちろん日本にいる外国人を含む）を被曝から守ることである。

専門家というのは事態が変わったからといって、普段と違うことを言ってはいけない。もし政治的な配慮で超法規的措置が必要なら、それは政府が非常事態宣言をして、超法規的措置をとるべきであり、専門家が自らの判断で法律に背くことをしてはいけないのである。

これまで長い研究と議論の結果、法律では次のことが決まっている。

まず第一には、「管理区域」という考え方である。**「管理区域」とは放射線の量がある程度高くなると、そこに出入りすると健康上の問題が生ずる可能性があるので、被曝量を測定したり、健康診断をしたりする必要のある区域**である。

定められた放射線の量は、3カ月で1・3ミリシーベルトである（これから後はシーベルトを省略する）。1・3ミリはマイクロシーベルト（マイクロ）で言うと、1300マイクロであるし、3カ月は時間で言えば、3×30×24＝2160時間に当たる。つまり**1300マイクロを2160時間で割れば、テレビなどで報道をしている1時間あたりの放射線の強さになる。**

計算するとわかるが、これは1時間あたり約0・6マイクロに相当する。

この1週間、福島県は西部の会津地域を別にすると多くの場所で放射線の強さが1時間あたり1マイクロを超えていたので、福島県は広く「管理区域」を設定しなければならなかった。これは法律（具体的な数値は規則）で定められていることなので、国会で法律を改正したりしない限りは、たとえ総理大臣や知事でも変更することはできない。ましてテレビのニュースキャスターや一個人の専門家が管理区域の定義を勝手に変えて、「管理区域内でも健康に問題はない」などと言うことは法律違反である。

福島市は比較的高いときには20マイクロ、低いときでも10マイクロぐらいあったのだから、平均してたとえば15マイクロだとする。

すでに7日間が経っているので、時間は、７×24＝１６８時間で、その間1時間あたり15マイクロの放射線を浴びているわけだから、すでに、市民は２・５２ミリ被曝したのである。従ってすでに福島県知事や福島市長は、法律に反し、福島市を管理区域に指定するのを怠っているということが言える。

管理区域の設定は、意図的に放射線を出す場合（レントゲンなど）も、今回のように原発が事故を起こして放射線が出た場合でも同じである。

このブログを見ている皆さんは、自分の住んでいたところや、**移動した人は、そこの放射線量を調べてそれに２１６０時間と１６８時間を掛けて数値を出してほしい。**たとえば、３日間福島市に住んでいて、その後名古屋に避難したという人は、名古屋の放射線量は無視してよいので、15×2160×（3／7）と15×168×（3／7）を計算する（3／7というのは、7日間のうち3日間が福島市にいたという意味である。直接、福島にいたときだけの時間を入れたほうがよいかもしれない）。

そうすると、前者が約13・9ミリ（3カ月続いた場合）、後者が約1・1ミリ（7日間で終わった場合）（いずれも小数点2桁以下四捨五入）となる。**法律の定めるところによると、3カ月で1・3ミリを超えるところは、管理区域に指定しなければならないので、このような人は放射線の被曝量を管理し、健康状態をチェックしてもらうような状態にあったと言えるだろう。**

ちなみに東京ではおおよそ0・1マイクロ程度以下だったので、3カ月で約0・2ミリになる。これは管理区域に相当する放射線の強さより少ない。3カ月も続かないと仮定すれば、さらに低くなる。東京都民の健康を守るのは、東京都知事の仕事であるから東京都知事が1年以上続くと見て、東京を管理区域にするかそれとも2週間で事故の処理が終わり、放射線量が元に戻ると考えれば、管理区域に指定する必要はない。管理区域というのは、いろいろな人がそこに出入りするので、そこに出入りする人の被曝状態を管理したほうがいいという場所を示している。今回の福島市のような場合には、妊婦も赤ちゃんも児童もお年寄りもいろいろな人が生活しているので当然管理区域に指定しなければならないだろう。

もう一つの指標は、質的に放射線を取り扱うような労働者がこのくらいを浴びてもいいという一つの目安である。もちろんこのくらい被曝してもよいという値は一般人の年間1ミリの基準値よりも大きい。つまり**一般の人は、特別に放射線の被曝を管理されているわけではなく、また生活の制限もなく、さらには赤ちゃんや妊婦もいるわけだから、それだけ放射線の量は低く設定されている。**一方、「放射線の仕事をする」ということがわかっている人は、測定や健康管理ができるので少し高めに設定されている。だから少なくとも今度の事故では、放射線の仕事をする人の被曝量より少なくなければならないことは当然である。

放射線業務をする人の被曝量の上限は、男性では1年間に50ミリ、女性は3カ月に3ミリである。

これを1時間あたりに直すと、男性は5・7マイクロ、女性は1・4マイクロである。男性より女性のほうが被曝量が少なく設定されているのは、女性が妊娠している可能性があることによる。このような規定は、一般の作業や医療関係の作業などで若干の違いはあるがほぼこの数値と考えてよい。そうすると、福島市の状態は「放射線の仕事をして測定をし、健康管理をするという条件のもとで認められている男性でも被曝が許されない放射線の量」なのである。

このような放射線の状態が続いているのだから、たとえ総理大臣、知事、市長であっても独自に判断してはいけない。法律違反で逮捕されるはずである。まして、専門家やメディアなどが「直ちに健康に影響のない量」と言うことは絶対にできない。

ある読者が福島市に問い合わせたら、「1回のレントゲンで浴びる量が600マイクロだから問題がない」と答えたらしいが、そんなことは法律に書いていない。突然、福島市の職員が新しい基準を作るのは法律違反なのである。日本は法治国家であるから非常時でもまずは法律を守らなければならない。これらを求めると次のようになる。

法律では、一番低いのは一般人の1年間に1ミリ、次は、ある程度管理できる場所としての管理区域の3カ月で1・3ミリ、そして放射線の作業をすることがわかっていて、線量を測定したり、健康診断をする人の限度が女性で3カ月で3ミリということになる。

これを1時間あたりで整理すると、

一般人	0・1マイクロ
管理区域	0・6マイクロ
放射線作業者（男性）	5・7マイクロ
放射線作業者（女性）	1・4マイクロ

となる。今までの7日間、家族がどこにいたかを表にして、いた場所の放射線量を調べ、そ

の放射線量に時間を掛けて、すべてを足せば家族の被曝状態がわかる。おおよそなら、福島県で5～10マイクロ、周辺の市町村では2～3マイクロ、東京近郊では0・1マイクロ程度の数値を使えばよいだろう。まずは計算してみてほしい。

＊計算が多かったので、第一種放射線取扱主任者やその他の専門家がおられたら計算をチェックしてください。もし間違いがあればすぐに直したいので。
早速、単位の表記、名古屋と福島にいたときの計算などでアドバイスを受けたのでわかりやすくしました。計算自体はOKのようです。

追記

福島原発の水素爆発から1週間。福島と周辺地域がかなり汚染されたことがはっきりしてきました。今（5月下旬）、振り返ると、政府も専門家も、また報道も「予想もしていなかった事態、原発に対する不十分な知識、それに覚悟もない」という状態で右往左往していたのではないかと思います。一方、私のブログに対して、多くの放射線主任者、お医者さんがアドバイスをくれました。

原発 緊急情報(18)

ホウレンソウは食べられるか?

——平成23年3月20日午後1時 執筆

キーワード 内部被曝の規制値の決め方

茨城県は2011年3月19日に福島県境に近い高萩市で採れたホウレンソウから、国が示した規制値の1キロあたり2000ベクレルの約7・5倍に当たる1万5020ベクレルのヨウ素131を検出したと発表した。福島第一原発から約100キロ離れたところにある。また同時に規制値を超す放射性セシウムも検出されたと報道された。

これに対して枝野官房長官は、「被曝量は胸部CTスキャン1回分の5分の1程度である」とし、「直ちに健康に影響を及ぼす数値ではない」と強調した。官房長官は放射線が人体に与える影響については素人であるから、この後ろに専門家がいる。千葉市の放射線医学総合研究所の環境放射線影響研究の専門家は、

「このホウレンソウのヨウ素の数値を人体への影響を示す単位である〈シーベルト〉に換算した場合、0・24ミリシーベルトになる。人体に影響があるのは一度に100ミリシーベルト

を受けたときとされており、小鉢一人前のホウレンソウを１００グラムと仮定すると、今回のホウレンソウは４２００人分を口にしないと人体に影響を及ぼさない計算になる」

と発言している。さらに、この専門家は、

「妊婦や子供など、放射性物質の影響が大きいとされる人たちについても、摂取しても問題がないレベルだ」

と言う。

本当は「ベクレル」とか「内部被曝」についてかなり丁寧に説明してからのほうが良いのだが、ことは緊急を要するので、それらはのちに説明することにして、ここでは「汚染されたホウレンソウを食べても大丈夫か」ということだけを説明する。

この専門家の言うことはムチャクチャである。おそらく国から研究費を丸抱えでもらっているので、国民を無視した発言をしていると考えられる。

まず、第一に**放射性物質を含む食品を食べた場合の健康への影響は詳しく調べられていて、この場合のヨウ素１３１のように放射線を出す元素（正確には同位体という）ごとに細かく決まっている。またそれらが1種類のときとか、2種類のときについての研究もされている。その上で、規制値が決まっている。**この手のものは同位体の数が多いので、同位体ごとに詳しい「別表」があり、それで専門家は摂取してよい限度を決める。だから、規制値の7・5倍でも安全だなどという話は全くない。これでは、専門家は自分で決めた規制値を自分で否定することになる。

次に、ホウレンソウで内部被曝することと、1年に１００ミリシーベルトでは、人の健康への影響が全く違う。でも、ここではこの専門家の通りに、もしも一般の被曝と比較するならば、一般人の1年間の限度は1ミリシーベルトである。

この専門家が言っている１００が1になるのだから、全く違う。具体的にはホウレンソウを小鉢1杯、42回食べたら、1年間の規制値になる（小鉢1杯で１００グラムは少し重いが）。つまり、このホウレンソウは1年に42回しか食べられない。

また、**妊婦や子供についての内部被曝量（限度）はハッキリ決まっていて、これも1年あたり1ミリで、こちらのほうは単なる基準値ではなく、法律で定められている内部被曝量の限度である。**従って、汚染されたホウレンソウの汚染度が少し高くなることがあり得ることを考えると、安全をみて1年に10回ぐらいに限定されるだろう。

放射能に汚染された農作物を捨てるというのは、それを作った農家の人は断腸の思いだろう。また、経済的な損失も大きい。でも、農作物に対する放射能の規制値を決めた限りは、それを守るのが順当である。

また、医療行為の一つであるＣＴスキャンなどと被曝量を比較するのは無意味で、いくら官房長官が素人といっても政治家である。国民の健康を守る見識がない。

すでにこの国の政府も専門家も、国民の健康を考えずに電力会社を助け、ひたすら「国民がじっと我慢して放射性物質で汚れたホウレンソウを食べ健康を害すること」を望んでいるようだ。当面、放射線で汚染された野菜は食べないほうがよい。産地から出荷するのは「規制値以下のもので、よく水で洗浄して、汚染がとれることがわかっているもの」に限るべきだ。消費者の防御としては、汚染野菜を買わないことしかない。仕方がない。汚染されているのだから。

原発 緊急情報(19)

食品の汚染と放射性物質の半減期

――平成23年3月20日午後8時 執筆

キーワード ヨウ素の半減期、規制値の決め方

ホウレンソウに付いた放射性ヨウ素は半減期が短いので、実際には害にならないとの考えもあります。ここで「半減期」というのは、放射能を持つものは壊れていきますので、それが、半分になる時間のことです。たとえば、放射性ヨウ素ですと、半減期が8日ですから8日で2分の1、16日間で4分の1と急激に減っていきます。ですからホウレンソウを16日ぐらい置いておけば安全になるのは確かです。

ただ、**私が半減期のことをあまり言わないのは、読者の危機感を煽ろうというのではありません。実は、放射性物質の規制値にはすでに、半減期のことも考慮されているからです。**放射性物質を含むものを扱ったり、食べたりする人はいろいろな場合があります。極端なことを言えば、ホウレンソウを買ってから1万年も貯蔵しておけば、あらゆる放射性物質は「安全」ということになります。

そのようなことを言っても意味がないので、標準的な被曝を考え、半減期も考慮に入れて放射性物質の規制値が決まっています。発表されたホウレンソウの放射線の値は、現在、決まっている規制値を超えています。

それでも半減期が短いから安全だと言うためには、規制の値がどのように決まっているかを詳細に知らなければなりません。それも膨大な数の核種ごと（放射線を持つ物質ごと）に知る必要があります。

原子力の一つ一つのことを完全に理解しなければ自分を防御できないというのでは安全は保てません。また、**事故が起こってから、専門家が集まって何回も検討した国の規制値を変えるよりも、現在のような緊急のときには、これまでの国の規制値をそのまま使ったほうがよいと私は考えています。**

なお、**原子炉から出る有害な放射性物質の半減期は、ヨウ素が8日、セシウムとストロンチウムがともに30年、そしてプルトニウム２４１が14年です。**でも同じ半減期を持つバリウムに比べてストロンチウムは骨に蓄積しやすいので、その分を考えなければなりません。

このように、規制値はいろいろ考えて決められているので、今、変更しないほうがよいと思います。半減期だけを考えて楽観的に判断するのは危険です。その意味で「規制値を超えているけれど、食べても安全だ」というのは不適切でしょう。

追記

私はこのとき、政府も報道も「国民に必要なこと」を忘れている気がしました。原発の始末は大切ですが、それは東電と専門家の仕事です。ヨウ素とセシウムは早い時期から測定が始まったものの、人体への影響がさらに深刻なストロンチウムは測定されず、プルトニウムに至ってはアメリカのほうが細かい測定値を出すという状態でした。次々と進む展開に日本は手をこまぬいていたのです。

原発 緊急情報(22)

どうすればよいか その1

——平成23年3月21日 夜11時執筆を追記して翌朝8時アップ

キーワード 福島市、関東地方、東北南部が気をつけること

福島原発の状態が少し見えてきましたので、関東地方から東北の南部に住む人はどうしたらいいのかということを整理しました。今、住んでおられるところで生活をしていてもよいのか、汚染されたものを食べてよいのか、いつ、逃げなければならないのかを、まず数値で示します。数値だけでは難しくなるので、4回目ぐらいから「やさしく文章で書いた解説編」も付けますが、根拠がハッキリしていないといけないので、数値を先にします。

また、1回で整理できないと思いますので「その1」では「どのくらいの放射線まで大丈夫か」を、ホウレンソウ、水、海水からの取り込みのような内部被曝（体内）も入れて整理をしました。「その2」では地域ごとの被曝量を示す予定ですが、今日の夕方になると思います。

この整理は私が個人で考えたものであり、家庭のお父さんが家族のことを心配して計算したというようにとらえてください。**私としては誠心誠意やっていますが、人間のやることですか**

対象者など	1時間あたりの限度（µSv／h）		法律など	規制の表現
	1年間続く	1カ月で終わり		
一般人の目安	0.1	1.2	国際勧告	1mSv／y
管理の義務	0.6	7.2	障害防止規制	1.3mSv／3m
仕事（男性）限度	5.7	68.4	障害防止規制	50mSv／y
仕事（女性）限度	2.3	27.6	障害防止規制	5mSv／3m
妊婦の体内被曝限度	0.5	6	障害防止規制	1mSv／7m
テレビに出た専門家のコメント	138.9	1666.8	なし	100mSv／m

ら計算間違いなどもあると思いますので、基本的には他の情報も見て、読者の方が自分でご判断ください。

まず第一に表を示しました。国際基準、国内の法律（放射線障害を防止する法律と規則〈本当の名前は長い〉）、それにテレビに出ていた専門家がコメントしたものです。

「どのぐらいの放射線が問題か」というのは、1時間だけ浴びる人、1日の人、1カ月ぐらいは続くと思う人、1年は続くと思う人によって違いますので、二つの欄を作りました。

私はこれまで「1年ぐらいは続く」という前提で数字を出してきました。最初は空気中、それから食品、土、海水などに放射性物質が散っていきますから、それらが少なくなるのに1年ぐらいかかる（そう考えたほうがよい）と思ったのです。

　でも楽観的な人や外国産の食材だけを使う人、水道水を飲まない人などもおられますから、1カ月で放射線がなくなるという環境の人は1カ月の欄を見てください。すでに放射線が観測されて1週間以上経ちましたので、1週間の欄は削除しました。

　この表は、日本の原子力基本法に基づいて作られた放射線障害の法律のもとにある放射線障害防止規則の数値によっています。放射線障害防止規則は長い間使われてきた規則で放射線を取り扱う仕事に就いている人の健康を守るためのものです。

　今回の福島原発の事故は、自分の意思ではなく、いわば無理やり被曝させられているケースですが、放射線に関する仕事をしている人も、無理やり被曝してしまった人も同じ人間ですから、健康を守るという点では同じ数値が基準として使えると考えました。

　また、表の1段目の一般人の目安は国際勧告で共通して言われているものです。日本もこれに従っていますし、日本にいる外国人もこの基準です。**国際勧告では、必ずしも1ミリシーベルト／年でなくてもよいけれど、あまりかけ離れないようにと各国に勧告しています。**さらに、仕事をしていて管理されている人の10分の1にはしなければならないと言っています。テレビなどでは「1ミリシーベルトは単なる目安だ」と言っていますが、それはこの勧告で「あまりかけ離れないように」ということを受けています。

ただ、10分の1ですから、**正確に言うと、「男性は1ミリから5ミリの範囲」「女性（妊婦を含む）は1ミリ」ということです。また妊娠する可能性のない女性（子供を除く）が男性と同じか、少し違うかについては議論が終わっていません。**

2段目の管理区域の数値は、個人の問題ではなく職場や自治体が関係する人の健康のために守らなければならないものです。つまり、0・6μSv／h（マイクロシーベルト／時）を超える恐れのあるところは、職場や自治体が管理区域に指定し、その人の「被曝した量を記録すること」と、「健康診断をすること」が求められています。

今の福島市などは明らかに管理義務のある放射線量ですから、現実にできるかどうかは別にして、市民にフィルムパッチを配り、健康診断をしなければならない地域です（専門家として単に法律を説明しているだけです。私は現在、福島市長ではないから）。

また、この表では妊婦の内部被曝、つまりホウレンソウなどを食べたり、水を飲んだりしたときの体内の被曝の限度を示しています。「限度」ですから、法律的にはこれ以上、被曝させると管理者の罪になる数値です。女性は妊娠しているかどうか一般的にはすぐわかりませんので、女性作業員は妊娠している可能性のある人を取っています。小さい子供もこれに準じてよいでしょう。

また、ここではテレビに出ていた専門家がこの程度なら安全だと言っている数値を掲げました。私はこのような数字には法律的な根拠はなく、個人的な判断だと思いますが、テレビに出ている専門家のほとんどが口をそろえて言っていますので、ここに示しておきました。

ただ、テレビに出ていた専門家の話をしっかり聞いたのですが、たとえば「１００ミリシーベルトまで大丈夫」と言っておられたり、「長期間では問題だが、短期間では……」などと解説しておられます。それが1年か、1カ月かがハッキリしないので、ここでは1カ月に１００ミリで計算しました。1年で１００ミリでも他の数値とかけ離れているのは確かです。また、専門家が国際勧告や日本の法律と違うことを発言されている真意は私にはわかりません。

以上のことから、体の外からの場合、国際勧告に従いたいと考える人、放射線業務従事者の基準でもよいと考える人がいるでしょう。その場合は、**男性で放射線が1年間続くと思っている人は５・７マイクロシーベルト／時、1カ月で終わると思っている人は68・４まで大丈夫です。女性は２・３から27・６を限度とするとよいと思います。食品からなら、妊婦で０・５から６・０の間ということがわかります。これに対してテレビに出ている専門家のほうが正確だと考えられる人は、１４００ぐらいから１７００ぐらいまで大丈夫**です。

これらの数値と次の「その2」に出す予定の「どのぐらい被曝するか」を比較すると判断ができます。ちなみに、「規制値」の列の単位はmSvがミリシーベルト、yは年、mは月で、たとえば３mは３カ月を示しています。

まず、急ぐのは福島県の職場や自治体は、もし0・6μSv／hから7・2μSv／hを超えるような恐れのある地域なら早期に「管理区域」に指定し、そこにいる人の被曝量を測定するためのフィルムパッチを配り、健康診断の準備をしたほうがよいと思います。

原発 緊急情報(23)

どうすればよいか その2

キーワード これまでと将来の被曝量の計算

——平成23年3月22日11時 執筆

「どうすればよいか　その1」では、主に法律に基づいてどの程度の放射線を浴びても大丈夫かということを書きました。日本の法律はかなりの議論を経ていますから、私は法律の値はそのまま信用してよいと思います。また、体内の被曝も計算に入っています。

今回は、実際にどのくらい浴びているか、また近い将来、どのぐらい被曝することになるかを計算しました。二つの表を見比べてもらえば、自分の住んでいるところと、自分が男性か女性かなどを考え、おおよその見当を付けられるようになっています。

また、二つの表はかなり難しいので、今後、その解説を文章でしていきたいと思います。

まず、**現在と近い将来にどのぐらい被曝する可能性があるかという表を、次ページに示します。**表をじっくり見てください。「現在」の被曝量は「事実」に基づいていますから、それほど変わりませんが、**「最大」と書いてあるところは、今後の福島原発の状態のうち、最も悪い**

地域	現在		被曝量計算	
	外から	食物・水など	現在	最大
福島県（最高値）	300.0	1	151.0	3760.0
福島市	10.0	1	6.0	135.0
福島、茨城、宮城の一部	3.0	1	2.5	47.5
東京と周辺地域	0.1	1	1.1	11.3

（単位はすべてμSv／h、屋外1／2、最大では外部10倍、内部10：食品や水）

状態を想定しています。従って、この数字には私の判断が入っています。どのような判断をしたかは、ここでも簡単に書きますが、さらに詳しい根拠は続けて書いていくつもりです。

被曝は体の外側から受けるものと、食べ物や水などを飲んで体の内側から受けるものがあります。体の外側から受ける値は、すでにいろいろなところで発表されているように、福島県の最も多いところで300マイクロシーベルト／時（μSv／h）、福島市が10〜20ぐらいです。ここでは少し低めの10をとっています。ご自分がお住まいのところのデータをお使いください。

福島、茨城、宮城など福島原発に近いところは、おおよそ3ぐらいの値が報告されています。同じ福島と言っても距離も遠く風上に当たる会津地方などは値が低いので、これもやはり自分のお住まいになっているところをお調べください。

東京とその周辺の値は正確に示すのが非常に難しいのです。もともと地域が広いこと、人の移動が長距離であることなどが理由です。そのためにこれまでも私が示す東京の数値はやや高めで、それも変化していました。

でも、ここ2、3日、計算がしやすくなってきたのは、**外部から受ける放射線量と、食品などから受ける放射線量とが出てきたからです。原発から遠いところは食品などの比率が上がってきますから、外部からの放射線の影響が相対的には小さくなります。**

実は、私が東京だけはこれまでも高めに設定していたのは、やがて食品や水が汚染されてくるのでそれを考えていました。また、テレビを見ていますと、たとえばヨウ素131の半減期が短いので、すぐなくなってしまうというコメントがありますが、原発からの漏れが止まればその通りですが、原発から継続的に放射性物質が出ているときには、いわば次から次にヨウ素が来ますので、半減期はあまり意識しないほうがいいのです。

また、主な核分裂生成物の半減期は30年ぐらいのものが多いので、時間が経ったからといって急激には変化しないのです。いずれにしても、今のところ、最も高いところで300、最も低いところで0・1ぐらいだと思います。その間は表を見ておおよその値を推定してください。

現在の被曝量の計算は簡単で、外から受ける被曝量を2分の1にし（室内補正）、食品や自ら受ける被曝量はそのまま足しています。外からの被曝量は、テレビで「家の中に入れば10分の1」と解説されていますが、それは一日中家の中にいて換気を一切しない状態のことを言っています。外からの放射線というのはなかなか難しいのですが、福島原発から飛んできた放射性物質は比較的空気中に浮遊しているということを考えると、窓を開けて一度換気してしまえば部屋の中は外と同じになります。

一日中換気しないということはあまりありませんし、また、はき出し窓を開けてベランダに出て、そこで洗濯物を干したりしますと、そのときに部屋の中の空気は入れ替わってしまいます。空気が入れ替わるばかりではなく、空気中に浮いている放射性物質も当然、一緒に入ってくるわけですから家の中と外とがそれほど違うという状態を作ることはできません。

そこで、**この計算では家の中の状態は放射線量が外の2分の1であると考えました。つまり昼はある程度換気しますが、夜は締め切って寝るということを想定した**わけです。

また台所でガスを使うときに、換気しなければ中毒で死んでしまうこともあります。換気扇をつければそれだけ空気が外に出ていきますが、同じ量の空気が外から入ってきます。そのときに外からの空気がフィルターなどを通して入ってくる場合は別ですが、一般の家庭では隙間から入ってくるのでやはり外の空気とほとんど同じようになると思います。現在は冬ですから石油ストーブをお使いの家庭は、時々換気をしたほうがいいという意味もあって、ここでは2分の1にしています。

次に、ホウレンソウなどの食品や水が放射性物質に汚染されているとき、それらからどのくらい被曝を受けるかという計算は非常に難しい計算です。

これを詳しく説明しますと、本当に専門家でなければ理解できなくなりますので、ここではホウレンソウについて専門家が計算した値を使いました。つまり、20日に発表された汚染されたホウレンソウ1キログラムあたり240マイクロシーベルトという値を使っています。

また、体の中の被曝は学問的には時間あたりではなく100グラムでということで決まるのですが、これもやはり1日にホウレンソウを100グラム食べたら、それを24時間で割って時間あたりの値を出しています。

食物・水などの欄の1という数字は、1キログラム240μSvですから、100グラムで24μSv、それを24時間で割って1時間あたりに換算しています。そうしますと、福島市に住んでいる人は、外部からの放射線量が10と大きいので、それを部屋の中にいる時間を考えて2分の1にして、それに食品の1を足して合計で6になっています。

これに対して東京の人は外からの放射線量が低いので、0・1を2分の1にして0・05、それに食品からの1を足すと1・05となり、さらに四捨五入して小数点1桁で表示すると

1・1になります。つまり、食品や水が汚染されてくると、だんだん地域の差がなくなってくるということを示しています。

このようにして**現在の被曝量を計算しますと、福島県の放射線が強いところで151、福島市で6、周辺の県で2・5、そして東京などが1・1程度ということがわかります。**この値を「その1」で示した、どのくらい被曝してもいいかというものと比較すると、だいたい現在の状態を把握することができます。私が福島市は早く管理区域にしたほうがよいと言っているのは、この6という数字があるからです。

さらに、現在の状態だけわかっても今後のことがわからないと行動することができません。特にお子さんをお持ちの方は春休みの関係があり、今後どうなるかということに興味があると思います。

詳しい理由は後で説明しますが、ここでは次のように仮定しています。

(1)福島原発の状態は冷却がうまくいけば放射線は減っていきますが、プルトニウムを含む3号機やその他のところの燃料が融けると強い放射線が出る可能性があります。

これについてはNHKも、「大量の放射線が出る可能性があるので、原子炉に水を注入している」と説明しています。また消防の人や自衛隊がかなりの被曝をしながら水をかけている理由は大量の放射線が出る可能性があるからです。**私はそれを「現在の10倍」として説明してきました。しかし3号機がプルトニウムの燃料を使っていますので、さらに調査をして25倍にしました。少し値が大きくなるかもしれません。**ただ私はこのブログを書き始めて以来、大きすぎるとか小さすぎるということを考えずにきましたので、ここでもそのようにご理解ください。

（2）食品などから体内に取り込まれる放射性物質ですが、今はホウレンソウなどに限定されています。

テレビの解説者は「ホウレンソウばかりを一年中、食べ続けるわけではない」と言っていますが、それはホウレンソウだけが汚染されている場合です。人間は水を飲み、調理に水を使い、いろいろな野菜を食べます。だから、「人間が食べる限りは一年中」として計算します。ここでもまた半減期の問題があります。ヨウ素131の半減期は短いのですが、原発からの放射性物質の半減期は30年ぐらいが多いこと、原発から継続的に放射性物質が出ている場合は、追加されますので、ここでもあまり半減期を考えないほうがよいと思います。

かくして、この表では外からの量を25倍（屋内の2分の1を入れていますから、実質は12・5倍）、食品は毎日食べる食品の10種類が汚染されたとして10倍にしています。そうすると、最も高いところで3760、福島市で135、福島近県で47・5、そして東京付近で11・3となります。これは、政府とNHKが言っている「冷却に失敗した場合」ですから、その状態によります。当然ですが、あと1週間ぐらいで放射線がほとんど出なくなり、食物は海からの影響がなければ、それは「良かった」と思うことにしています。

前の表と見比べて、どのように考えたらよいかは後で書きますが、簡単に言うと、現在の状態なら「やや注意」、福島原発の漏れが続くようなら「かなり注意」、そして福島原発から大量の放射性物質が漏れたら、福島市民は逃げるという感じになりました。

東京近郊の人は様子を見ることになるでしょう。このことはもう少し詳しく考えてみることにします。

ショート警報

掛け算のできない東大教授

キーワード 「安全性」を繰り返す報道について

――平成23年3月22日午後5時 つい執筆

食品で、危険な兆候が見られましたので、言葉足らずですが短い警告を出したいと思います。福島原発事故の最初の段階で福島市で1時間に20マイクロシーベルト（シーベルト、後は省略）の放射線量が観測されました。これに対して、テレビに出ていた東大教授が、「1回のレントゲンで600マイクロだから、それの30分の1。全く問題がない」と発言しました。

この東大教授は「掛け算」ができないのです。20マイクロは1時間あたりですから、30時間経つと600マイクロになります。従って、福島市に住んでいる赤ちゃんは1カ月に24回のレントゲンを受けることになります。このようなことをコメントするというのは、私にはやや犯罪とも言える気がします。

本日、似たようなことが民放でありました。

民放のある解説者がホウレンソウの汚染について解説をし、「ホウレンソウの汚染が基準値を超えていると言っても、100ミリになるまでには80キロほどのホウレンソウを食べなければいけない」と言ってホウレンソウの安全性を強調していました。

もともと100ミリなどという基準値はありませんし、**ホウレンソウなどの食品中の放射性物質の規制が厳しいのは、原発から放射線が漏れるようなときには、ホウレンソウだけが汚染されているわけではないから**です。また、ホウレンソウの中にはヨウ素だけではなく、30年の半減期を持つものも多く、ヨウ素の半減期を言っても意味がないのです。この解説者の言うことを信じれば、放射線の疾患になる人が出てくるでしょう。規制値は規制値なのです。東大の先生が「掛け算ができない」とすれば、この解説者は「足し算ができない」と言えます。

このところ情けない解説が続くので原子力の技術者としての私の信念を申し上げます。科学技術は人類に貢献するためにあるのであって、決して人類の健康を損なってまで、やるべきではないのです。

私たち原子力に携わる技術者は原発から出る放射線を絶対に基準内に収めなければなりません。むしろ、自然放射線と違わないぐらいに減らして十分に安全な状態で原子炉を運転し、エネルギーを供給することこそが、私たち技術者のプライドなのです。この期に及んで、放射線量の規制値の解釈をごまかし、被曝する量があたかも少ないようなことを言う原子力関係者がいることは本当に恥ずかしいことです。**私たちは福島で失敗し、信頼を裏切ったのです。せめて正しい情報を伝えるべきです。**

また、農作物が売れなくなって農家の方は大変でしょうが、魂のある農家の方なら自分の作ったもので消費者が健康を害することを望むでしょうか？　農家は被害者、技術者は加害者ですが、共に与えられた天職に対してプライドがあります。

追記

この頃私は、「間違った数字」との闘いに終始していたような気がします。自然放射線が2・4ミリシーベルト/年というのも世界平均です。読者から「測定してみるとずいぶん低いのだが」という質問がきて、「日本は年間1・4ミリシーベルトです」と答えて納得してもらったりしていました。規制値の足し算の話だけでなく、内部被曝の話を言わなかったり、同地域でも放射線の高い地域があることを言っていませんでした。法律では1年1ミリシーベルトが限度という情報も、正しく伝わっていなかったように思います。

原発 緊急情報(24)

どうすればよいか その3

――平成23年3月23日午前8時 執筆

キーワード 原発の核爆発の可能性、メルトダウン

「どうすればよいか その1」で現在、法律で決まっている被曝の限度を書き、「その2」ですでに被曝した量と今後、被曝すると考えられる量について整理をしました。すでに二つの表から判断されている人も多いと思いますが、問題なのは今後、福島原発が沈静化するのか、今よりひどくなるのかについて考えておかなければなりません。

福島第一原発の、1号機から4号機まで、それぞれ破壊の程度が違います。1号機と2号機の問題は、「原子炉の中の燃料棒がどのくらい破損しているか」ということです。

ある程度、燃料棒が破損していることはすでに東京電力からも報告され、1号機の燃料棒は70%程度破損していると報告されています。燃料棒が破損していると言っても、棒がひび割れを起こしている程度なのか、高温になって燃料棒全体が融けて塊となっているのかによって違

います。核爆発中（原子炉運転中）だったのですから、大量の放射性物質があったので、その崩壊熱で燃料棒が融けていくと温度が非常に高くなります。

最初の段階は燃料棒の3分の1ぐらいが露出すると、燃料棒を作っているジルコニウムが水と反応して水素を生じ、福島原発で起こったような水素爆発が起こります。

さらに温度が上がり、燃料棒が融けるとその塊は2500℃ぐらいになります。ところで、鉄が融ける温度というのは、おおよそ1500℃ぐらいですから、燃料棒が高温で融けると、塊になって原子炉の下を突き破り（原子炉を作っている鉄が融けるから）、さらに下に行って、ドスンとコンクリートの床に落ちます。

これを「メルトダウン」と言います。コンクリートの床に落ちると、あまりに熱いのでさらにコンクリートを融かしますが、融けたコンクリートの成分が燃料棒と混じり、それで温度が下がり、そこで止まるということです。

これは理論的にも、スリーマイルの事故のときの経験でもそうでした。「メルトダウン」をメディアは恐ろしいことのように言いますが、現在の福島原発はそれよりひどい状態なのでメルトダウンは怖くありません。

ただ、燃料棒を取り出せないので、かなり手こずるでしょう。つまりメルトダウンというのは、「手こずるか手こずらないか」の問題であり、「大きなことが起こるか、起こらないか」ではないのがスリーマイルの教訓でした。

3号機はプルトニウムを燃料に使っていますから、ウラン燃料の1号機、2号機とは違います。21日に出た黒い煙の原因が心配ですが、普通に考えれば爆発的にプルトニウムが飛散するようなことは起こらないでしょう。

4号機は、定期検査中ですから原子炉は空で「使用中の核燃料」がプールに入っています。メディアでは「使用済み核燃料」と言っていますが、4号機の燃料は使用中ですから、まだ核爆発(小さい)をする可能性もあるし、崩壊熱も高い状態です。

この核燃料のプールに穴が開いているというのがアメリカの見解で、日本は穴は開いていないと言っています。どちらかによって今後の状態が変わりますが、それはこれから漏れる放射性物質の量が2倍になるか3倍になるかという問題です。爆発するかどうかではありません。

以上のことから、福島原発の事故は3月22日の午後になってようやく将来の見通しがつき、簡単に言うと、「福島原発の事故は、原発自体については終わりつつある」と言ってよいでしょう。今後、放射性物質が飛散することもあるし、いろいろな事後処理もありますが、これまでのような緊張した状態からは脱したと思います。

その点で、今まで私が示していた被曝の計算から言えば、「現在」の2倍で終わるということ

とです。前の表の「現在」とその2倍の間に絞られてきたと思います。

「現在」より少し大きめな数値も考えておくのは、これまでは空気中の放射性物質から被曝していたのですが、今後は野菜、水、海の魚などから少しずつ被曝しますから、その分を考慮しておいたほうがよいということです。

さらに、福島原発はまだ安定していないのですから今後も大きな爆発が考えられますが、それは可能性が少ないので「頭の隅に入れておく」程度です。今後は福島原発を忘れて、身の回りに関心を寄せ、「野菜はどうするか」「飲み水は」「風呂は」「海水浴は」などについて考えていきたいと思います。

原発 緊急情報（28）

大変だけれど、すべては理屈通り

——平成23年3月24日午後11時 執筆

キーワード 放射性物質の拡がり方

今は大変なときですが、福島原発と放射能汚染のことは「理屈通り」に進んでいます。メールをいただいた方からの疑問の多くは、報道もあって「理解できない」というものだったので、ここでは「放射能汚染は理屈通りに進んでいるので、それに沿って考えるとよく理解できる」ということで説明をしたいと思います。

混乱の発端は、20マイクロシーベルトの福島市の汚染を「健康に影響がない」と言ったことに基づいています。すべて「規制値」で考えるとわかります。

まず、福島市の汚染は「規制値（ここでは妊婦、幼児を基準にします）の40倍」です（ここでは、これ以後、シーベルトとかベクレルと言うことをやめて、「規制値の何倍」ということだけで書きます）。規制値の40倍が「直ちに健康に害がある」かどうかは別にして、規制値の

40倍であることは確かです。福島市で規制値の40倍の放射線量が観測されたということは、そこにそれだけの放射性物質があるということです。

これが重要です。

「規制値の40倍というのは、そこに40倍の放射線を出す粒」がウヨウヨしているということです。その「粒」は「人、場所、時間」などを選びませんから、人の体の中、土の上、樹木の葉、野菜、ウシの体、川、海などに侵入します。

ですから、時間的にはまず「空間」の放射線量が高くなり、それから野菜や樹木のような表面、それから人、ウシなどの体の中、さらには、川に「粒」が入り、そのうち、土壌にしみます。

そうすると、まず、

(1) 順序がある

ということがわかります。**最初は空気中、それからホウレンソウの葉っぱ、少し経って川の上流から取水される水道水、さらに土壌、少し経って海で捕れた魚というようになるでしょう。**今のところ、これも順序通りになっています。そして、

(2) 汚れの原因は同じ「粒」だから、空気もホウレンソウも水道水も同じぐらい汚れる

ということです。つまり、空気が規制値の40倍なら、ホウレンソウもその程度、水道水もそ

の程度です。

ただ、ホウレンソウは畑一面、空を向いていますから、私たちと同じぐらいに被曝しますが、水道は川が細ければあまり粒が降らないので、少し少なめのはずです。

かくして、空気が40倍なら、ホウレンソウは20倍、水は5倍程度の汚れになります。これもおおよその通りになっています。ただ、政府が急いで野菜の基準を10ベクレルから300ベクレルなどに変えると、いろいろな値になります。

実は「規制値」というのはあるしっかりした「考え方」でできています。それは空気でも、野菜でも、水でも同じですから、本当は従来のままにしておけば、だいたいの感じがわかるのです。つまり、**空間が40倍とすると、野菜、水、牛乳、土、魚などがほぼ同じ程度になるので、5つなら40×5と計算ができる**からです。たとえば（難しいので雰囲気だけでよいのですが）、国際放射線防護委員会の「概念」は、

（1）公衆の構成員の中には放射線による危険性（リスク）の大きい子供が含まれている

（2）公衆は被曝するかしないかに関して選択の自由がなく、さらに、被曝によって直接的利益を受けない

（3）公衆は放射線以外の自分の職業からの危険にもさらされているという理由から、公衆の

線量限度を従事者の10分の1に決めることが適切であるとなっています。これに適合するように、空間、水、食物、土壌などの基準が決まるので、規制値というのは全部「同じ」レベルなのです。今回のことでは、突然、レントゲンとかCTスキャンなどを出すからややこしくなり、水道水はどうか、野菜はどうかという話になるのです。多くの人が納得して行動できる方法ですが、

（1）いちいちシーベルトとかベクレルとかに振り回されない
（2）基準の何倍だけに注意する
（3）それを平均すればだいたい、自分や家族がどのぐらい危ないかがわかる

ということです。

たとえば、空気の場合の基準は「普通に生活しているときの安全な限界」ですし、水の場合は「普通に飲んだり、お風呂に入ったり、煮炊きをしても大丈夫な限界」、野菜も「普通に食べたり、食べなかったりしたときの限界」ですから、素直にその通りに考えることです。

規制値を超えた水道水とかホウレンソウの場合には赤ちゃんのために何とか凌ぎます。男性

は問題がないのですが、女性はマスクをする、帰宅したらティッシュで服をぬぐう（放射性物質は拭くととれるものが多い）、できるだけ3月11日以前の作物（コメなど）を食べるということをすればかなり被曝を少なくすることができます。

いずれにしても、放射線の被曝は論理的によく考えられた通りですから、その意味では安心です。

追記

このとき、多くの人が欲しかった情報は、ベクレルをシーベルトにすることだと思いますが、テレビでは相変わらず原発の難しい解説が続いていました。食材や水などの規制値もそれぞれ違い、ヨウ素やセシウムなど元素ごとに設定された値もあって、私でも整理できませんでした。事故が起こってから規制値自体も変わったので、さらに難しくなりました。概略計算を示したら「いい加減だ」と批判されましたが、それは些細な問題でした。

原発 緊急情報（29）

——平成23年3月25日午後8時 執筆

被曝を少なくする方法 その1

キーワード 1ミリシーベルト／年の基準とは

空気の汚染から始まった福島原発の被曝は、野菜、水、さらにこれからは、土、海などに影響が及びます。かなり複雑になってきましたので、多くの人が戸惑っておられるようです。そこでここでは、これらのことを一気に理解することを目的にして、できるだけやさしく説明をしたいと思います。

第一——どのぐらいまで大丈夫か？

放射線に対する規制値を、私は放射線障害防止の法律に基づいて言っていますし、テレビではレントゲンなどを参考にして安全だと表現をしています。また極端な場合には「放射線を浴びるほうがいい」と言う専門家までいます。

国際放射線防護委員会（ＩＣＲＰ）、これは国際的に放射線に対する防護の基準を決める委員会で日本もこの勧告に従っています。個人的な意見は別にして、頭の中を整理するために国際放射線防護委員会の数値と考え方を示します。

まず、放射線の被曝では低い線量から死亡者が出ます。**問題はその死亡者の比率がどのくらいだったら危ないかということなのです。**国際的には放射線に被曝することによって、「１００人に１人」ぐらい死亡者が増える状態を「危ない状態」とすることになっています。だから１万人に１人ぐらいの死亡者になる放射線なら認められています。しかし、「１００人に１人」となると相当なものですから、これは「我慢ができないほど危険」と考えられています。

国際的に認められている具体的なデータを説明します。**「年齢別死亡率」というデータを30歳から10歳ごとに記録して整理されています。40歳の人をとりますと、１ミリシーベルトのときに４人が死亡する条件では、５ミリシーベルトで22人、10ミリシーベルトで37人、50ミリシーベルトで１９０人というのが基準となるデータです。つまり放射線というものは、１ミリシーベルトだから安全とか、10ミリシーベルトだから安全というのではなく、「被曝する量が増えると死亡する人が増える」**ということです。

もちろん死亡するまでには、病気（脱毛、不妊、白内障、甲状腺ガン、白血病）になるので死亡数よりも多くなります。

よくテレビで「１００ミリシーベルトまでは大丈夫」と言っていますが、そういう表現は被曝の場合には間違っています。個人的な見解としてはあり得ますが、このような非常時にたとえしっかりしたデータに基づいていても、その解釈が個人であるような見解を述べるというのは不適切です。

そこで、国際的には被曝することによって1000人に1人が死亡する値を基準にしようということになりました。その他に自然に浴びる放射線がありますし、その他の条件があり非常に専門的に詳しく検討されています。もちろん世界的な研究ですから、広島・長崎の被爆、これまでのさまざまな経験、さらには自然に受ける放射線量の加算などすべて考慮してあります。

その結果、**被曝量を測り、健康診断を受けることができるような職業的な被曝の場合には、1年に20ミリシーベルトが限度で、被曝量も測れず健康診断も受けない一般人の場合、1年に1ミリシーベルト**です。

もし、福島原発の放射線が1カ月で終わったとしても、一般人では1時間に1・4マイクロシーベルト、幼児や妊婦では1時間に0・5マイクロシーベルト程度になります。そこで、私は、「福島市はすでに危ない」「周辺で3マイクロシーベルトは注意」「東京は少し余裕がある」と言っているのです。

大人ですから自分で判断するのが基本ですが、1時間に10マイクロシーベルト程度の被曝が続いている福島市が「国際的な勧告と放射線障害防止の法律を無視して」独自に安全だと決めるのは非常に危ないことです。少し長くなりましたので、野菜や水も含めてどのようになるかということをできるだけ早く次の回に書きたいと思います。

原発 緊急情報(30)

被曝を少なくする方法 その2

——平成23年3月25日午後9時 執筆

キーワード 外部被曝と内部被曝を合わせた計算法、防ぎ方

「その1」に続いて、具体的な方法を書きます。

第二 シーベルトとかベクレルなどは忘れても

シーベルトをやっと覚えたと思ったら、グレイとかベクレルなどと次々と出てきて、理解するのも計算するのも難しくなりました。でも何しろ自分や子供のことですから、正しく知らなければなりません。そこで、「その2」ではシーベルトは仕方がないにしても、その他のものはすっかり忘れてもおおよそ被曝はわかるという方法をまず書きます。

前の緊急情報に、原子炉から出てくる放射性物質は、「ホワーッとした小さい粒子で、それが風に飛んで流れてくる」と言いました。その通りですから、ガスならマスクでは止まりませんが、小さい粒子ですから、ある程度マスクで止まるのです。風に乗ってきますから少しずつ

落ちてきますし、雨が降るとまとめて落ちてきます。浮かんでいるところや落ちるところは全く区別なくどこでも同じです。

政府からは、浮かんでいる粒子や壁に付いた粒子などから浴びる放射線量の値が発表されています。**チェルノブイリの例を見ますと、このように「外から被曝する量」と「粒子を口から吸って体内で被曝する量」はほとんど同じでした。そこでもしも、政府から発表される放射線の量が1・0とすると、それと同じ量1・0をまず足します。**

次に、野菜とか牛乳などの食品からの被曝があります。これも一つ一つの汚染の値を覚える必要はありません。極端に高いものは当然のように避けるとして、あとの食品はどうしてもある程度は食べなければいけません。そこで原理原則を覚えておきます。

「放射線を持った粒」がどこでも同じように降ってくるということを利用して、推定することができます。つまり、自分が被曝する量だけをホウレンソウとか牛も被曝しているわけです。従って、だいたい自分が被曝した量と同じぐらいが食品から入ってくると考えていいのです。発表値がもし1・0なら、〔1+1（体内）+1（食品）=3〕ということになります。

次に水ですが、基本的には水道水は、あまり放射線量が高くならないはずです。これも同じ原理で考えます。「放射線を持った粒」は、空気中にも土にも、川にも同じように降り注ぎます。ところが、「川の面積は陸地の面積よりもかなり小さい」ので、それを集めても小さめの値になるはずです。

ただ、水は大量に使うということもあり、無制限に水道水を飲んでいるような場合には、やはり同じような被曝の可能性があると考えてよいでしょう。現在のところ、このように四つの被曝の原因があります。今後、土壌や海からのものを摂取するようになれば、その分はまたプラスすることになります。

（1）簡単な計算方法（基礎）

政府の発表する「場所ごとの放射線の量」の数値を4倍すると、自分の被曝量がわかる

次に、防御をします。

まず、**食品は放射線を浴びていないものを買います。**自分の住んでいる近くからとれたものの場合は先ほど書きましたように、自分の被曝量と同じ量をプラスしなければなりませんが、日本の南、北海道、外国のものなら放射性物質は含まれていません。

また、3月11日に地震があり、その後、原発が壊れて放射性物質が出ましたから、**3月11日（厳密に言えば漏れた日にち）以前のものを食べること**です。

産地も同じです。たとえば、**主食系なら、コメ（昨年とれた）、アメリカからのトウモロコシ、パン（多くは外国からの小麦）、サツマイモ、ジャガイモ（多くは北海道）がよい**でしょう。**野菜は日本の南、北海道、外国のものを食べる**ようにします。缶詰の野菜も売っていますし、今なら冷凍食品は製造年月日が3月11日以前のものがあると思います。**肉は北海道、青森、三重、岐阜、宮崎、鹿児島など汚染と関係のない地域からのもの**や、オーストラリアの牛肉などがお勧めです。

加工食品も3月11日以前の製造年月日のものを少し確保しておくとよいでしょう。赤ちゃんのいるご家庭では、今のうちに製造年月日が3月11日以前の粉ミルクが買えると思います。

水は、飲み水をペットボトルにして、お茶でも何でも工夫します。どうしても水道水を使わなければならない場合は、軽い被曝を覚悟します。でも水の汚れはあまり進まないと思います。井戸水は水道水より安全ですが、放射線を測定できないという決定的な弱点があります。だからあまりお勧めできません。

（2）すべて地元のものを使う人↓発表値の4倍（で計算）
（3）マスクをし、食材も水も右記の注意ができる人↓発表値のまま

ということになります。もし、注意ができなければ、1時間あたり福島市が40マイクロシーベルト、福島県東部、茨城県北部、栃木県の一部、宮城県の一部は10マイクロシーベルトぐらい。東京は0・5マイクロシーベルトのレベルになり、福島とその近郊はやはり危険でしょう。

東京はギリギリ大丈夫。もし、注意ができれば、福島市が10マイクロシーベルト、その近くが2〜3マイクロシーベルト、東京が0・1〜0・2マイクロシーベルトぐらいになり、福島市はダメ、近くは大人は大丈夫、東京は幼児でも大丈夫になります。

これでだいたいの見当はついたと思います。**「国内で放射性物質のないところ＝福島原発からおおよそ500キロ離れているところ」「外国の食材」「古い物」を探してください。**

また、追記ですが、これまでホウレンソウの放射線量を測るとき、出荷するホウレンソウをそのまま測定していました。ところが、「ホウレンソウを流水でよく洗ってから測ること」という通達が政府から出されて、小さめのデータが出るはずです。このようなこともありますので、あまり細かいことを考えずに、「原理原則」で身を守ったほうがよいと思います。

追記

この記事を書いていた頃、私は「安全」を繰り返す社会と少しずつ離れていく感じがしていました。孤独感に包まれ、変わり者だった数学者の父のことを思い出していたのです。

コラム　親父

――平成23年3月31日 執筆

「クニ、貧乏は恥ずかしくないぞ！　額に汗しただけでいいんだ」

父はそう教えてくれた（わたしの名は邦彦）。

時々、父は往復の電車賃だけを持って「無銭旅行」というのに連れて行ってくれた。家から歩いて中央線に乗り、持ってきた汽車賃の半分の駅で降りる。当時の駅前は小さい広場に土煙があがるようなところだった。駅の外にある小さなベンチで家から持ってきたおにぎりを頬張り、水道の水を顔を逆さにして飲み、しばらくしてまた同じ中央線で家に帰った。父は何も話さなかったが、「お金と人生」を教えてくれた。

「クニ、生きている内に評価されたらダメだぞ。死んで30年がちょうどよい」

私が長じて学生のころ、父はそう言った。生きている内に評価されるというのは、その時代の人が理解してくれることだ。そんなことに価値があるわけではない。本当の価値は死んだ後に評価されることだと父は言ってくれたのだ。数学者で変わり者の父だった。

一日中、部屋に閉じこもって研究をしていたが、酒が好きで夜は日本酒を飲んでいた。洋酒はダメだった。時々、ジョニ黒やヘネシーをもらうと、母が、

「すみませんが、持って行ってくれますか？」

と出入りの肉屋さんに頼んでいた。父にとってみればその酒が持つ「社会的価値」などは何の意味もなかった。自分が好きなもの、それだけだった。

私は体が弱かったけれど、そんな父の言葉を信じて、ここまで生きてきた。父の教えがなければ今の自分はないだろう。

第三章 自分の被曝量を把握する

3月26日（土）～4月8日（金）のブログから

3月26日(土)	原子炉冷却水を海水から真水へ切り替え開始。
27日(日)	ICRPが「原発事故などが起きた後に周辺に住む人の年間被曝限度は、2007年の勧告に基づき、1～20ミリシーベルトの範囲が妥当」とする声明を21日付で発表との報道／2号機から1時間あたり1000ミリシーベルトの高濃度放射能汚染水を計測。
28日(月)	福島第一原発敷地内で微量のプルトニウムを計測。
29日(火)	福島県須賀川市で野菜農家の男性が自殺。
30日(水)	経産省、全原発に津波対策指示。【午後】6時頃、福島第二原発1号機の電源盤から一時発煙。
31日(木)	菅首相、原子力発電所の新増設を盛り込んだ政府のエネルギー基本計画の見直し検討。
4月1日(金)	乳児向けの水道水の摂取制限がこの日ですべて解除。
2日(土)	2号機からの汚染水の海への流出を止めるためにコンクリート注入。
3日(日)	汚染水の流出を止めるため、化学物質ポリマーを投入。
4日(月)	低濃度の汚染水1・1万トン海へ放出開始／茨城県北茨城市のイカナゴ（コウナゴ）から1キロあたり4080ベクレルの放射性ヨウ素検出（魚や肉に暫定基準はなし）。同セシウムは470ベクレル検出（暫定基準500ベクレル）／農産物、出荷停止地域を細分化。
5日(火)	菅内閣、魚介類の放射性ヨウ素の基準を野菜と同じ1キロあたり2000ベクレルと決定。茨城のイカナゴ漁停止を指導。
6日(水)	福島県飯舘村、高い放射線積算量から妊婦と乳幼児を村外に避難させることを明らかに。
7日(木)	30キロ圏外に高汚染地点のあることが、京都大や広島大などのチームによる現地調査で判明。
8日(金)	コメ作付け禁止の基準、土壌中の放射性セシウム濃度が5000ベクレル超(土1キロあたり)の水田と設定。原発30キロ圏内も禁止／会津の原乳、群馬県ホウレンソウ、かき菜の出荷停止を解除。

原発 緊急情報（31）

結局、子供はどのくらい被曝するか？

——平成23年3月26日午前8時 執筆

キーワード 放射性物質の減少の原則

核爆発でできた放射性物質がどのくらいの時間でなくなっていくかということには、一つの目安があります。

（1）できた瞬間から4日目までに1000分の1になる
（2）4日後から4カ月の間に、さらに10分の1になる
（3）4カ月から後はあまり変わらない

最初に1000分の1になる理由は、短い時間にどんどん壊れていく放射性物質があるからです。ただ、福島原発事故の場合には核爆発（臨界、運転）を止めて3日程度経ってから水素爆発で外部に出て、それから、さらに1日くらい後の放射線の量を測定していますから、測定

値は第1段階をすでに終わっているものです。

第2段階では、今盛んに言われている「放射性ヨウ素」などのように、数日から数十日で壊れる元素の影響で10分の1ぐらいになるのです。それから後は、半減期が30年ぐらいの元素が少しずつ分解していきますので、放射線量はほとんど変わらないと考えてもいいのです。

福島原発が水素爆発をして大量の放射性物質が放出された後、量は減りましたが、今でも福島原発から少しずつ新しく放射性物質が放出されています。しかし、爆発はすでに10日程前に終わっていますので、今出ている放射性物質はそれほど早く分解しないものが多いと考えられます。

このようなことから、私が今までどのような考えで、このブログを書いてきたかということを示したいと思います（放射性物質の量は福島市を中心にします）。

福島原発が水素爆発を起こした後、福島市の放射線量は1時間あたり20マイクロシーベルト程度になりました。福島原発の大規模な爆発が続かず、少しずつ漏れる程度になれば、放射線量は徐々に下がっていき10マイクロシーベルトぐらいで一段落するでしょう。

しかし、徐々に新しい放射性物質も降ってきますから、それを考えておおよそ1カ月後には、3倍ぐらいのところで落ち着くと考えました。つまり30マイクロシーベルトぐらいが福島市のとりあえずの「積算された放射性物質」の量と考えたのです。そしてそれが1カ月ぐらい経つと、10分の1になりますから3マイクロシーベルト程度です。これが考える場合の基礎になります。

でも文科省が内部被曝を入れていないことや、野菜や水からの被曝がありますから、しばらくは10マイクロシーベルト付近になる（東京では0・5マイクロシーベルト程度）と考えられます。つまり、**10分の1になり、それが2、3年は続くということ**です。

このようなときに、大人が注意しなければならないのは放射線が強い時期に子供にできるだけ被曝をさせないということです。

残念ですが、長期間、汚染された土地に住まざるを得ない福島県の子供は、これから長い間被曝するのですから、せめて最初の段階でできるだけ大人が注意をして、被曝量を減らしておいてあげなければいけないと考えます。

つまり、政府や専門家は「安全だ」と言っていますが、**現在は「安全」を強調するよりも、できるだけ放射性物質に触れないようにしておいて、2、3カ月後に状態がはっきりして危険がなければ、そこで普通の生活に戻ったらいい**と思っているのです。4カ月後に放射性物質の量が減った後は、半減期が30年のものが大部分ですから、放射線量はあまり減っていきません。

しかし、東京などの大都市では、道路もビルもコンクリートやアスファルトでできていますので、雨が降っても放射性物質が土にしみるということはありません。

　このような状態のときに、今までの経験が生きるかどうかはまだわからないのです。でも、東京が「やや安心」ではないかという私の考えは東京がアスファルトとコンクリートで固まっているということもあります。反対に、福島市など田園地帯に近い地域は、土に放射性物質がしみ込む可能性が高いので、なかなか汚染がとれないと思っています。

　ペットボトルの水を飲んだり、3月11日以前に製造された食材を探したり、家からあまり外に出ないようにしたりする生活を続けると、とても疲れると思います。お子さんもストレスが溜まってくるでしょう。

　しかし私は**今、楽をするのではなく、1カ月ぐらい何とか頑張ってもらって、放射線量が減ってきたときに安心したほうがいいのではないかと思います。**

　またここに書きましたように、残留した放射性物質が最終的にどのくらいになるかということとは今はまだはっきりわかりません。**チェルノブイリのときには爆発的でしたが、漏れたのは一瞬でした。これに対して、現在の状態は世界的に見てもそれほど経験したことがない**のです。

　このような段階で、今までずっと私たち専門家が守り続けてきた「放射線障害防止の法律や国際的な規制」を一気に緩めてしまい、「大丈夫だ、安全だ」というのは、これから長い間、被曝せざるを得ない子供たちのことを考えると賛成ができないのです。
最初は危険と思い、徐々に緩めていくほうがより適切な方法でしょう。

原発 緊急情報（32）

プルトニウムの毒性

――平成23年3月27日午前8時 執筆

キーワード 猛毒かどうか

今回の福島原発では、1号機、2号機、4号機が通常のウラン燃料を使っています。ウラン燃料というのはウラン235を核爆発させるもので、多くの原子炉で使われているものです。これに対して3号機は、プルトニウムという元素を燃料に使っています。これはウラン235を核爆発させるとプルトニウムができるので、それを回収して再度、燃料として使うのです。つまり、普通のウラン235の場合には4・5％程度の純度で燃料として使うのですが、プルトニウムは9％程度で使用します。

また少しややこしいのですが、ウラン235を燃やすとプルトニウムができます。お役目が終わって燃料を取り出すときにはある程度のプルトニウムを含んでいます。

ところで、プルトニウムがなぜ問題かというと、一つにはプルトニウムというのは自然界にはない元素で、ウラン235の核爆発で作られます。二つにはプルトニウムには非常に強い毒性があると考えられていることです。

大震災と福島原発の事故の後なので、これまで話を控えていましたが、広島の原爆がウラン235、長崎の原爆がプルトニウムでした。

そこで今回、**万が一、3号機が水素爆発したときには、プルトニウムの飛散が予想されますので、それに対して事前に準備をしておくべきかどうかを中心に話をしたい**と思います。

プルトニウムの毒性は次の三つです。

（1）放射線が強い
（2）放射線の中でも体の表面や内臓の表面を損傷する
（3）人体に対し特別強い毒性を持っていると言われている

私がウラン濃縮の研究をしている当時、プルトニウムの毒性を知ることが大切だったので、かなりの量のアメリカの文献を読んだことがあります。

ウランが核爆発をする条件とか、プルトニウムの毒性の基礎的な研究は、第二次世界大戦時代のアメリカに最も多く、特に初期は研究者の死につながるような事故なども伴っています。従って、その時代の文献はとても大切です。

また長崎原爆、チェルノブイリなど、関係する資料も比較的整理されています。それらによると、プルトニウムの特性は次のように考えられます。

（1）放射線は強いのですが、放射線の量を常に測定して管理しておけば、他の放射性物質と同じと考えられる

（2）放射線の中でも体の表面や内臓の表面を損傷する特徴があるが、これもプルトニウムばかりでなく他の放射性物質でもその程度は同じ

（3）プルトニウムだからといって人体に特別な毒性はない

（1）や（2）はすぐ理解できると思います。まず外から来る放射線は、人間にとって「どの放射性物質から出ている放射線か」ということはわかりません。放射線の種類やエネルギーによって人体に対する影響が決まるだけです。

プルトニウムが体内に入った場合ですが、ほとんどは口から入ったら、胃や腸を通って比較的早い時期に排泄されます。そのときに、消化器官の表面に放射線が当たりますが、これもプルトニウム以外の放射性物質と同じです。このようなことから、プルトニウムだから毒物だということはないというのが私の判断です。

このような私の判断は今までも機会あるごとに、話してきましたが、それに対して、主に原発反対派の人から強い反論があります。それはプルトニウムの毒性は特別で、「角砂糖5個分で日本人が全滅する」というものです。

私は責任ある立場でしたから、事実を調べるために、ずいぶん文献を読んでみましたが、**このような毒性を見つけることはできませんでした。科学的事実に賛成派も反対派もない**のですが、この件についいては、私は「推進派」と同じ考えです。繰り返しますが、科学的事実には推進派も反対派もありません。ただ国民の健康だけを考えて判断する必要があります。

それなのに、「プルトニウムの毒性」という問題を、科学ではなく思想の問題に置き換えてしまうことが、これまでこの問題がハッキリしなかった原因です。

ここで「プルトニウムの毒性は特別なものではない」と書きましたので、おそらく「武田はけしからん」という反論もあると思いますが、プルトニウムの毒性は科学的事実ですから微量のプルトニウムによって、大きな損傷を受けたという医学的事実が必要なのです。

ところで、「プルトニウムの毒性は特別である」という考えに対して、2006年に電気事業連合会が反論を出しています。

ただ、電気事業連合会の普通の説明と同じで、「プルトニウムを燃料に使うことは安全である」ということを繰り返しているだけで、厳しく言えば答えになっていないという面がありま す。少なくともプルトニウムの毒性に対して心配している人がいるのですから、形式的な答え ではなく、実質的に踏み込んだ答えをしていればプルトニウムに対する不安感はかなり弱まっ たと考えられます。

私はこのブログで常に国際放射線防護委員会（ＩＣＲＰ）の勧告に基づいて作られた日本の 法律の考え方と数値を使っていますが、それによると、プルトニウムはごく普通の放射性元素 として分類されています。ウラン濃縮研究をしているときに、私はウランとプルトニウムの人 体内での振る舞いがかなり似ていることを知りました。

ウランもプルトニウムも、

（１）比較的、消化器表面を損傷する放射線を出すこと

（２）人間にとってウランもプルトニウムも必要のない元素なので、口から入ったら比較的短 時間で排泄されること

（３）ウランやプルトニウムは腎臓に行きますが、それは排泄のためであり、だから早期に排 泄されること

（４）ウランを間違って飲んだ例では、障害が出ていないこと

などの特徴があります。生物関係の方面ではよく知られているように、「人間は必要なものは取り込み、不必要なものを排泄する」という機能を持っています。たとえば人間の血液に必要な「鉄」を考えますと、鉄の放射性同位体が体の中に入ると、人間の体は「放射性かどうか」を見分けることができないので、その鉄を体に取り込んでしまいます。体に取り込むとその後ずーっと放射線を浴びることになります。

逆に、ウランが入ってきてもどこで使っていいかわからないので、すぐ排泄してしまうのです。このように、ウランやプルトニウムが人間に対して強い毒性を持たないのは、人間が使う元素ではないということが決定的な理由だと私は考えています。

従って、福島原発からプルトニウムが飛散しても、これまで通り放射線量に注意していれば大丈夫ということになります。

プルトニウムを燃料に使う3号機について、私はこれまで、危険度を他の原子炉の2・5倍にしていました。その理由は、第一にプルトニウムの特性をもう一度調べてみようと思ったこと、第二に燃料の中の放射性物質の状態がウラン燃料と違い、やや危険側にあるということで、2・5倍を掛けていました。

現在でも3号機については、やはり2・5倍程度の数字は必要だと思います。これはプルトニウムを燃料とする軽水炉の大事故が初めてであるということです。**3号機に関する最終的な結論は、「注意しておかなければいけないが、決定的に私たちの健康に影響を及ぼすものではない」**ということです。

原発 緊急情報（43）

——平成23年3月31日午後3時 執筆

「水」の行方

キーワード 汚染水の原因、海の今後

福島原発の中に「大量の汚染水」があることが報告されています。施設の中の水の放射線量は1シーベルト程度と極端に高く、取水口から300メートルの地点でも、放射性ヨウ素が規制値の3000倍以上と、これも高い値が報告されています。これからどうなるのでしょうか？

（1）発電所の中の水をかなり除去しないと、放射線が強いので、作業ができず、そのため原発の処理に時間がかかることになります。私の個人的見通しでは2カ月というところです

（2）放射線が強いと一気に作業をすることができず、「今日はこれ」という具合に一つ一つになるからです

（3）水は少しずつ海を汚染していきます。**幸い、黒潮が福島県で太平洋の真ん中に折れるので、三陸、釧路沖などには大きな打撃を与えることはないでしょう**

（4）**近くでの海水浴、釣り、ダイビング、ボートなどは控えたほうがよいでしょう。また漁船も付近には行かないほうがよい**と思います

（5）魚は徐々に汚染されていきます。**しばらく経つと汚染された魚が報告されるでしょう。どのぐらい汚染が拡がるかはまだ予断を許しません**

（6）原子炉内の水の問題は報道されるでしょうが、一般の人にはあまり関係がないことです

私たちには、新聞やテレビが問題にしている「原発の水をどうするか」ということより、「海は汚れるのか」「いつ頃終わるのか」が問題ですから、あまり原発の内部のことに気をとられないことが大切だと思います。

技術編

この汚染水の発生原因、その持つ意味、そして今後のことを説明しておきたいと思います。

（その1）原発の冷却系が破壊され、炉心の冷却ができなくなり、東電や国は必死に海水を投

入し続けた。この水の量は4000トンと言われている。一方、その水は空から建物の中に直接入れたので建屋の床に溜まり、徐々に海のほうに流れた
（その2）原発には復水器、用水タンクなどがあるので、そこに4000トンの水を入れることができるが、あまり余裕はない。そして今後も1万トン以上の水を注入することになる
（その3）つまり、**冷却系が動くまでは冷却水を入れては汚染されるという事態が続く**。水を蒸発させて減容（容量を減らす）という設備を発電所の横に作るのが正解だが、なかなか踏み切れないだろう
（その4）発電所はウラン235の核分裂の熱を100とすると、70は海に捨てて、30を発電に回すという熱収支である。従って、現在の「崩壊熱」は発電時の発熱と比較すると数パーセントには下がっていると思われるので、復水器の冷却能力で十分だ

その点で、国が「復水器が壊れているのか、いないのか」を明らかにすれば、国民は直ちに復旧できるかどうか、どのぐらいかかるかを判断することができる。**仮に国の説明通り「津波で破壊された」ということが本当で、「爆発前は建屋外壁は気密性を保っていた」「原子炉建屋が移動していない」のなら、復水器は破損していないはず**だ。もし国の説明が間違っていて、地震で破壊されたのなら、復水器も破損している可能性があり、その場合は発電所の持つ冷却

装置を使えない。

本日のテレビで、北海道大学の先生が「空冷式の新しい冷却装置をつけろ」と言っておられたことを考えると、復水器は地震で破壊されているのかもしれない。どうやら国の主要な人は内部の状態を知っているようだ。

生活と原子力03

放射線と人間の細胞 その1

キーワード 人は放射線に強いのか、弱いのか

――平成23年4月3日午前8時 執筆

基礎的なことですが、これから放射性物質と長いつき合いになるので、人間の細胞と放射線について少し解説をしておきます。

生物がこの地球に誕生したのは今から37億年前と言われています。しかし生まれたての生物にはとても辛いことがありました。それは、空から放射線がものすごく降ってくるからです。最初の生物は海の中で誕生しましたけれども、その生物が海水面に上がってくるとすぐガンになって死んでしまったのです。その原因は太陽にありました。太陽というのは核融合をしている「裸の原子炉」ですから、そこから強い放射線が地球に降り注いでいたのです。

しかし生物は太陽の光がないと生きていけませんので（意識があったかどうかは別にして）、チャレンジ精神の旺盛な強い生物は危険を冒して海水面に上がろうとしたのです。できるだけ多くの太陽の光を浴びようとすると、降り注いでくる放射線から身を守ることが必要になりま

す。このことから生物には、放射線に対する防御能力が発達しました。

原始的な動物でも放射線に対する防御力が強いのはこのような歴史的な経験からです。もし、そのままであれば地球上には、今のように多くの生物が住むことはなかったでしょう。しかし、今から15億年程前、生物が吐き出した酸素が上空に上り、成層圏でオゾン層を形成したのです。このオゾン層は、太陽からの放射線をほとんどシャットアウトするという性質を持っていました。

その後、不運なことにしばらく地球が寒冷化したので、生物はそれほど繁殖しませんでしたが、今から6億年程前に地球が暖かくなると、放射線は来ないし、気温は温暖化したので生物が急激に繁殖します。その末裔が今の人間です。そして、**人間が最も放射線に対する防御も発達しています**。なお、夏の海水浴で真っ黒に日焼けするのは、「波長の長い放射線」によるものでそれに対する防御も人間はとても進んでいます。

私は長く人間や生物、またプラスチック（高分子）などの材料の劣化の研究をしてきました。プラスチックと人間というと大きく違うように思いますが、石油は大昔の生物の死骸なので、石油から作ったプラスチックは人間の体と非常に似ているのです。

一つの例を挙げますと、人間の足を作っている筋肉は「ポリアミド」という高分子ですが、女性が使っているストッキングは「石油からできたポリアミド」です。つまり、女性は、ポリアミドでできた自分の筋肉の上に、これもポリアミドでできたストッキングをはいているのです。

人間や生物の体の材料とプラスチックはほとんど同じもので、私は長い間、「人間の体のように、自分で自分を修繕するようなプラスチック」（自己修復性プラスチック）を研究していました（詳しくは私の研究が雑誌「ニュートン」に二度ほど紹介されていますので、それをご参照ください）。

私が原子力の研究をしていた頃、重要な研究テーマの一つは「放射線で材料が劣化しないこと」でした。その研究の過程で人間の細胞はなかなか放射線で死なないこと、その修復がどのようなメカニズムであるかを知ったのです。

このブログでも書いていますように、**私は放射線に対して従来から「規制値が厳しすぎるのではないか」ということを発言してきた一人です。それは人間の細胞と放射線の関係を調べてみると、人間の細胞は修復力が強く、放射線でダメになってもすぐ修復されるからです。でも、私は「放射線と細胞」というある一面からしか研究していません。放射線に関わる多くの専門家は「放射線と体」の総合的な関係を研究されておられます。**

たとえば、10万人の集団がいて、ある量の放射線を浴びるとどのくらいガンが発生するかという統計的な研究や、またある放射性物質が体に入ったときにどのように作用するかということも医学的に詳しく調べられています。

原子力の分野では、日常的にも放射線と体への影響というのは議論になります。そしてその中にはいろいろな専門の先生がおられますから、それぞれの研究分野で見方が違います。

私のように「放射線と細胞の劣化」ということを研究している人は、放射線で細胞が劣化しても回復力が強いから大丈夫ではないかという感触を持っていますし、また現場のお医者さんなどは放射線で障害を受けた人を治療しておられますから、やや慎重であるという傾向があります。

こういった議論を通じて最終的にはある規制値が決まってきます。それが現在の1年間で1ミリシーベルトまでは大丈夫だという値になっているのです。福島原発の事故が起こっても、私は人間の細胞は放射線に対する防御に優れているので、そう簡単にやられないと思っています。でも、それには「免疫力が強く、栄養のバランスがとれて、休養が十分」という条件が必要です。

しかし、人間はそのように元気な人ばかりではありません。**赤ちゃんや病気がちの人もおられますので、やや規制値は低くなりがち**です。人間の体というのは本当に複雑なので、「私が大丈夫だから、あなたも大丈夫」ということにはなりませんし、一方では、強い放射線を浴びてもあまり病気にならない人もいます。機会がありましたらもう一度、人間の細胞が放射線のダメージからどのように立ち直っていくかということも解説していきたいと思います。
もちろん放射線に被曝して体が傷むというのは、「病気」の一種ですから、できるだけ栄養を摂り、休養を十分にとり、そして免疫力をつけることが放射線から体を守る一つの方法であることは間違いありません。

追記

この頃から、私はブログの読者が原子力についてゆっくり勉強できるような記事を書いていきたいと思っていました。「生活と原子力」といったタイトルで書き始めたものの、やがてまた「緊急情報」を書く危機に戻されました。原発の深刻な影響は、簡単に日常生活に戻ることを許さなかったように感じます。

原発　緊急情報（48）

なぜ、1ミリシーベルトが妥当か？

——平成23年4月4日 執筆

キーワード　学問と現実の関係

1986年4月、当時のソ連のチェルノブイリ原子力発電所4号機が爆発しました。そのときに、多くの放射性物質がロシア、ベラルーシの人たちや大地を汚染しましたが、これに対して、当時のＩＡＥＡ（国際原子力機関）は精密な調査を行い、報告書を提出しています。

それによると、チェルノブイリ原発の事故では、

（1）放射性物質の被曝による障害者は、存在せず
（2）将来にわたってはっきりと原発の事故が原因の障害者であるということがわかる人は出ない

と報告しました。ところが、事故から5年ぐらい経つと、普段ですと10万人に1人も出ない

**ウクライナ・ベラルーシ・ロシア西部の
小児甲状腺ガン発生率**（子ども100万人あたり）

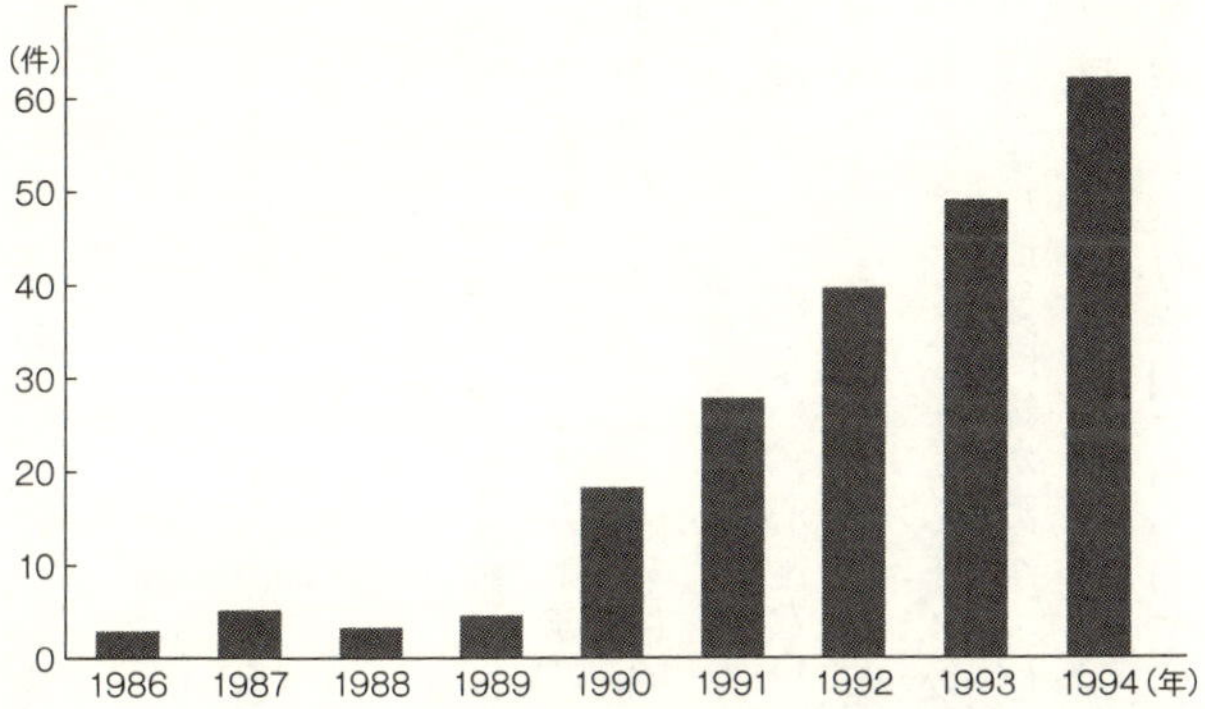

参考：NHK「チェルノブイリ原発事故・終わりなき人体汚染」

という小児甲状腺ガンが多く見られるようになりました。そのグラフを上に示します。

パソコンでグラフを見ることができない人もおられますので、文章でも説明しますと、１９８６年に事故が起こり、それから４年間はほとんど患者さんは発生していませんが、１９９０年、つまり事故から４年経って子供１００万人あたり20人も出ました。

さらに、92年には40人、94年には60人と増大しました。今では、チェルノブイリ原発から出たヨウ素１３１が子供の甲状腺に溜まり、甲状腺ガンを引き起こしたということははっきりとわかっています。さらにチェルノブイリ原発事故から10年経った頃、今度は妊婦の体に異常が出てきました。すでに事故から10年経っていますので、その頃、妊娠する女性というのは、事故当時少女だった人が多いのです。たとえば12歳の頃に被曝し、22歳で妊娠して異常が見つかるということが明らかになってきました。

「妊婦に障害が出る」というのはわかりやすいのですが、まさか、10歳の少女が被曝して、その少女が15年後に妊娠したときに障害が出るなど、全く予想ができなかったのです。チェルノブイリの事故からすでに25年が経ちますが、まだこの先どのような健康障害が出るかということははっきりわかりません。

私は、**放射線に被曝すると甲状腺ガンなどになるということを強調したいのではありません。ここでは、「100ミリシーベルトまで安全」と言っておられる先生の「学問」というのはどういうものかをハッキリさせたい**のです。

なぜ、そんなことが緊急かと言うと、福島原発の事故が起こって以来、東大教授やお医者さんが多く登場し、「心配ない、心配ない」と言っておられます。生意気なことを言うようですが、私から見れば、その東大教授やお医者さんは「学問」の本質を理解されていないように思うのです。普段なら、このような失礼なことや傲慢なことは言わないのですが、現在はそれが「市民の方の健康に直接関係がある」ので、あえてここでお話をしたいと思った次第です。

チェルノブイリのときには、すでに、広島・長崎の被爆例や、研究途中での被曝事故などによる健康障害はかなり詳細にわかっていました。データはかなりあったのです。また、チェル

ノブイリ事故で健康障害が出ないという報告書を書いたIAEAには、世界の最も優れた原子力および放射線と健康に関する学者が集まっていました。「多くのデータ」と「優れた人」が集まって「間違った結論」を出したのです。

それではなぜ、「チェルノブイリ事故では障害者が出ない」と大きく間違ったのでしょうか。それは学問というものの性質に根差しています。

学問というものは「現在までの知識を精密に組み立てて一つの結論を得る」ということを行います。従って、「厳密に正しい」とも言えるのです。だから学者が言ったと言うとみんなが信用するというのがこれです。ところが、「現在までの知識を精密に組み立てて一つの結論を得る」という文章をよくよく見ると、「学問は真実はわからない」ということがわかります。

つまり、**あくまでも学問は「現在までの知識」に基づいているのであり、「将来獲得するであろう知識」は全く入っていない**のです。将来、獲得するであろう知識というのは予想ですから、もしそれを使えば厳密な論理は展開できません。従って学問はその性質上、現在までの知識しか使えないのです。

これがチェルノブイリのときのIAEAの間違いの元になりました。つまり、それまでの知識では、チェルノブイリ原発の事故によって、小さい子供が甲状腺ガンになり、将来の妊婦に異常が起こるということはわからなかったのです。**本当の学者というのは、「学問は真実がわ**

かっていない」ということがわかっている人のことです。

これを今回の福島原発に当てはめますと、たとえば、「これまでの研究によれば、100ミリシーベルトの被曝を受けても大丈夫だ」とある学者の研究で明らかになっていても、それは現在の知識に基づく仮の結論であって、おそらくは正しくないということなのです。また、「100ミリシーベルトの被曝を受けると、1000人のうち、5人から10人が放射線によるガンになる」という事実も、また同時に学問的データなのです。

このようなときに、「学問」の本質がわかっている学者はどういうふうに発言するでしょうか。「学問的に、私の研究では100ミリシーベルトぐらいまでは大丈夫だと思います。しかし一部に、100ミリシーベルトを浴びると1000人のうち5人から10人の人がガン（過剰発ガン）になるという結果もあります」

もともと学問は、真実がわかっているわけではないので、皆さんはできるだけ放射線に被曝しないように気をつけてください。**学者は新しい知見があれば論文を出すことができますが、皆さんの健康は損なわれると元に戻ることはできません。従って、国際放射線防護委員会が決めたように、安全という意味では、「1年間に1ミリシーベルト」を目安に生活設計をされたほうがよいと思います。**

お役所も市民を守るのが役目ですから、法律に基づいた値で市民の健康を守ってください。

今、福島市で行われていることは、学問的に言えば「人体実験」と言うことができます。つまり学問は、「100ミリシーベルトだから大丈夫だ」ということを断定的に言うことができないのですから、学者が自分の判断で勝手に被曝量を決めるということは、学問の本質に反することなのです。

福島市から被曝による過剰発ガンが出なければよいのですが、もし過剰発ガンが発生したら、それはちょうどチェルノブイリのときのように、「学者が新しい論文を書くことができる」ということになり、市民は過剰発ガンで苦しむことになるからです。

学者は常に「自分たちにはわからないことがある。だから研究をしている。自分たちが今、正しいと思っていることは、将来の研究によって覆される」と思っているはずなのです。私たちは自衛しなければならないのです。

感謝

——平成23年4月5日午前9時 執筆

多くの人のご努力のおかげで、

（1）気象庁が計算していた「福島原発からの風の動き」が公表されるようになりました。これで、遠くの人も風が来なければ安全です。これまで情報を提供してくれたドイツ、ノルウェーの人に感謝したいと思います

（2）NHKが「1年に100ミリシーベルトまで安全」と言うのをやめて「1年に1ミリシーベルトが一般人の限度」と言い始めました。1年に100ミリシーベルトとは、放射線で日本人が5000人のガンを出す量ですから、到底、納得できません

（3）学校が校庭の汚染を測り始めました。子供の健康は親が責任を持たなければなりません。ずいぶん、汚染を測る活動がありました

放射線防護は「最初、3月12日から」が最も大切でした。その頃に「安全だ」と言い、放射線量が下がりつつあるときに「危険だ」と言うのは放射線防御の専門家ではないのですが、今からでも何とか防御することはできます。また、海が汚染され始めましたので、海流の動きに注意しなければなりません。調査が進んだら、順次、出していきます。福島県以外の場合は、魚はまだ買うことができると思いますが、最初は危険です。

生活と原子力05

放射線と人間の細胞 その2 どのくらいまで安全か？

——平成23年4月6日午前9時 執筆

キーワード 規制値の再整理

メールでのご質問には、「どのくらいまで放射線を浴びても大丈夫だろうか」「関西にもかなり長くなったので、いつ頃帰ったらいいだろうか」というのが多いようです。被曝量は一応計算しても、それがどのくらい自分や自分の子供に影響があるかがはっきりわからないと決断ができないからです。申し訳ないのですが、お一人お一人の被曝量を計算して大丈夫かどうかアドバイスをすることが時間的にできなくなりましたので、できるだけわかりやすく、現状を踏まえてここでご説明します。

混乱の第一は、政府の発表がムチャクチャだったことです。それはもう忘れていいのですが、私たちの心の中に引っかかっているので、一応、復習しておきます。政府などの発表は、

「基準値の1ミリシーベルトは単なる基準値で健康には関係がない。100ミリシーベルトまで大丈夫である」

「100ミリシーベルトを浴びても、1000人に5人がガンになるだけである」

「基準値の3355倍でも直ちに健康に影響を与える数値ではない」（その後、発電所からの排水は基準値の1億倍にまでなりました）

などです。政府や専門家のこれらの発言が矛盾していることは、放射線と健康の関係を知らない人でもわかるので不安に陥るのは当たり前のことです。そこで、いったんすべてを忘れて基礎から整理をしたいと思います。頭に入れておかなければならないのは、次の数値とその意味です。

（1）**1年間に50マイクロシーベルト**。極端に低い数字ですが、これもはっきりとした根拠があります。たとえば、日本の原子力発電所の敷地との境界ではこのくらいまで下げておこうと政府、電力会社、そして専門家が今まで言っていた数字です。また、**ヨーロッパの環境運動家を中心としたグループは国際放射線防護委員会の基準は甘いとして、おおよそこの程度の数字を出しています。**つまり「絶対に安全」と言えば、1年間に50マイクロシーベルトという数字もあるのですが、日本に住んでいると自然放射線でも、この20倍以上ですから、やはり少し神経質すぎると言ってもいいと思います

（2）次の数字は、**1年間に1ミリシーベルト**という数字です。この数字は国際放射性防護委員会や日本の法律などで定められているものですから、基本的にはこの数字が一つの指標になります。

この数字を少し超す場所（5ミリ）は「管理区域」という名前で普通のところと区別されて標識が立ち、そこに人が入ってはいけないというわけではないのですが、**被曝する放射線量を測り、健康診断をするという必要が生じてきます。つまり絶対に病気になるということはないけれども、注意をしなければならないということを意味しています。**管理区域は1時間あたり0・6マイクロですから、現在、福島県東部（郡山を含む）、茨城県北部などは確実にこの管理区域に入ります。従って、政府の言うように直ちに健康に影響はありませんが、やはり被曝する線量を測定したり、健康診断をして注意する必要があるところです。

また、教育委員会や市役所などは、政府がいくら安全だと言っても、政府から独立しているのですから、法律的に管理区域に指定しなければならない状態のときには、法律に従う必要があると私は考えています。**具体的には、1時間に0・6マイクロを超えるところは、学校でも市の一部でも責任者が「管理区域」に設定するべきです**

（3）次に**1年に20ミリシーベルト**というレベルがあります。現在の福島市がややそれに近いのですが、これは放射線業務に携わる男性の1年間の限界です。仕事で放射線に携わる人も一般の人も、同じ人間ですから、放射線の危険度は同じです。それなのに一般の人は1・0、職業で浴びる人は20というのは基準が開きすぎているように感じると思います。しかしそれには三つの理由があります。一つは、**放射線の仕事に携わる人は、被曝した量をしっかり測り健康診断をしますから、万が一のときにはチェックができる**ということです。二つ目に、**放射線業務に携わる人は健康な成人男性**ですから、一般の人のように赤ちゃんや妊婦、また放射線に感度の強い人などが含まれていないということがあります。放射線業務に携わる人でも妊娠している女性などは特別な規定で保護されています。三つ目に、**自分の意思で放射線を浴びるのと、事故などで自分の意思とは関係なく放射線を浴びる場合と差をつけるのが、防災の基本的な原則**でもあります。たとえば、ハンググライダーなどは非常に危険なのですが、無理やりハンググライダーをやらされるのではなく、自分の意思でハンググライダーをやるので、その危険も認められています

(4) 次に、1年に**50ミリシーベルト**という基準があります。このぐらいになると、**少し健康障害の恐れが出てきます**ので、たとえば50になると子供は甲状腺ガンを防ぐために、ヨウ素剤を服用する必要が出てきます

（5）**年間1000ミリになると、慢性的な疾患が見られるようになり、1000人に5人が放射線によってガンになるという数値になります。**ここでいうガンとは、専門用語では「過剰発ガン」と言って、普通の生活でガンになるものを除き、放射線によってそれにプラスされる危険性を言っています。長崎大学の先生を中心にして1000人に5人ぐらいの過剰発ガンは問題がないという考えがあるのは確かです。現在の福島市は、自治体としてこの考えをとっているようです。なおこれまで非常時の作業で被曝する限界は100でした。つまり「非常時に厳重な防護服を着て、線量計を付け、管理された状態で100ミリ」というのですから、それを一般市民に当てはめるのは乱暴だと私は思います

（6）さらに年**250ミリシーベルト**というレベルがあります。このレベルは最近になって福島原発で作業する人の限界値になったものです（引き上げられた）。100と250の何が違うかと言うと、100まではガンなどの「すぐには出ない健康障害」を念頭に置いているのですが、**250になると「急性の白血球減少」などの「直ちに影響が見られる」レベルになります。**政府が「直ちに健康に影響がない」と繰り返しましたが、それはこの250を念頭に置いています。つまり、政府が言っている「直ちに」というのは「ガンにはなるが、急性の白血球

の減少は見られない」レベルであるということになります

このように考えますと、**人によって感覚が違うので、どのレベルが「正しいレベルである」ということは必ずしも言えないことがわかります。**心配性の人は、50マイクロでも余計な放射線を浴びたくないと思うでしょう。また楽観的な人は「1000人に5人ぐらいのガン」なら大したことがないと思うでしょう。またお母さんで、「自分はよいけれども、赤ちゃんにはそんな思いをさせたくない」という人もいるでしょう。

だから、テレビで専門家が「私は平気だ」などと言っても、それはその人の個人的な見解であって、多くの人がどのくらい注意しなければならないのかという問題とは全く関係がないのです。私は次のように考えました。

今回の福島原発から出た放射性物質の量は、今まで人間が経験したことのない最も多いレベルですから、私たちの次世代を担う赤ちゃんに影響を及ぼしてはいけないと考えました。そうすると、**最も信頼性のある値は「1年に1ミリ」であり、それ以下なら「安心」、それ以上なら「注意」とはっきりと意識したほうがいいと思います。これは私個人の意見ではなく、国際放射性防護委員会の勧告や日本の法律に明記されていることでもあります。**

重要なことを繰り返します。

「1年に1ミリ以内なら安心」ですから、その範囲なら心配する必要はありません。私のブログの読者の中で1年に1ミリ以内でも心配されている方がおられますが、私は1年に1ミリ以内なら心配をする必要がないと言ってあげたいと思います。

問題は、「1年に1ミリ以上で、20ミリ以下という被曝を受ける可能性がある人」です。この領域に入る場合には、「注意」しなければなりません。**この注意というのは具体的に何かというと、「赤ちゃんや妊婦の場合にはできるだけ移動して被曝を避ける」**ということです。もちろん個人的な事情がありますから、難しい場合にはマスクをするとか、食材に気をつけるなど、できるだけ万全を期さなければいけないと考えています。

最近、体内の放射性物質を除く方法があるとか、特別なことが言われていますが、私はあまり信用していません。もしそのような方法があるのならば、ヨウ素剤以外にもいろいろな防御手段がこれまでも提案されているはずだからです。

成人男性で元気な人は、管理区域が1年で約5ミリという数値を参考にして、少し健康に気をつける程度でよいでしょう。また女性の場合はいろいろな事情があるので1〜10ミリ程度の範囲であれば、「できるだけ気をつける」ということになると思います。

私は最初の頃、「とにかく逃げたほうがいい」と言いました。これは私の考えではなく、放射性物質からの防御に対する基本的な考えの一つです。

何か事故があると、最初の放射線が最も強いので、それを避ければ、だんだん弱くなります。今度の場合、3月12日以降の週が最も放射線量が多かったので、とにかくその時期は「逃げろ！」ということなのです。経済的な負担などがありますが、逃げておけば安心ですし、「年間の被曝量」は決まっていますから、最初に被曝しなければ、後で余裕ができます。また、野菜、水、さらに魚などは、最初の時期の汚染が「拡がってから」になりますから、2週間とか1カ月が注意のしどころです。このようなことを考えますと、

（1）最初に逃げる時期は終わりつつある（福島原発は、これまでのチェルノブイリなどと違い、まだ少しずつ放射性物質が出ているので「できれば連休明け」ということになります）

（2）野菜、水も少しずつ安全になってきている。ただし魚はこれから。また、西日本にも徐々に拡がるが、汚染のレベルは数ミリを超えることはない

（3）今後は「汚染された土地で農業や酪農ができるか」「最初に被曝した人は、それを背負って1年間の被曝量を考える」「魚を買えなくなる時期が本当に来るのか」などが問題になってきます

ところで、読者の方からの情報によると、福島県は、

「飯舘村（飯舘村役場）測定値：6・14マイクロシーベルト／時で胃のX線集団検診1回あたりの放射線量は、600マイクロシーベルト／回ですが、本日の測定値のうち、最も高い飯舘村の測定値はこれを十分下回っており、健康に影響ないレベルと考えられます」

と（厳しい言い方では）犯罪にもなることをホームページに掲載しているそうです。

1時間あたり6・14マイクロシーベルトとは、すでに事故から1カ月程度になりましたので、1カ月で4・4ミリですから、胃のレントゲン7回分です。しかも赤ちゃんや妊婦が「腹部の防御もなく」です。さらに1年では54ミリになりますから、これは「ヨウ素剤服用」のレベルです。「安全」ではなく「危険」です。福島県は直ちに飯舘村管理区域に指定して村民を保護すべきです。

また横浜市は放射性物質が少ないとされる海のそばの地上から離れたところで測定しているようですが、やはり多くの人がそのまま参考になるような場所で測定するか、その旨を記載しておく必要があるでしょう。**自治体は市民の命を守るのですから、「放射性物質を少なく見せて、仕事を減らそう」などと考えずに、「やや放射線量の多い屋外で地面に近いところで測定する」**ということをお願いしたいと思います。

原発 緊急情報（49）

——平成23年4月6日午後6時 執筆

新学期、人間ができる限度

キーワード 安全か危険かの判断基準について

全国各地で新学期が始まろうとしています。そして放射線の強いところも新学期に入る学校がほとんどのようです。それは、教育委員会が国の判断をそのまま取り入れて「安全だ」としているからです。でもこの問題は「安全かどうか」ではないのです。これについての私の見解をぜひ述べたいと思っています。

日本の法律では、1時間に0・6マイクロシーベルト（外部被曝量と内部被曝量の合計）を超えたら、そこを「管理区域」に設定して、掲示をし、一般の場所と違う取り扱いをします。

つまり、幼稚園、小学校、中学校で1時間の放射線量が0・6マイクロシーベルトを超えている場合は、次の標識を学校の門に貼ってください。

驚くべきことに学校が管理区域に入っているところが多いのです。この場合、「安全かどうか」ということは議論するべきではないのです。法律的にある放射線量を超えたら、管理区域

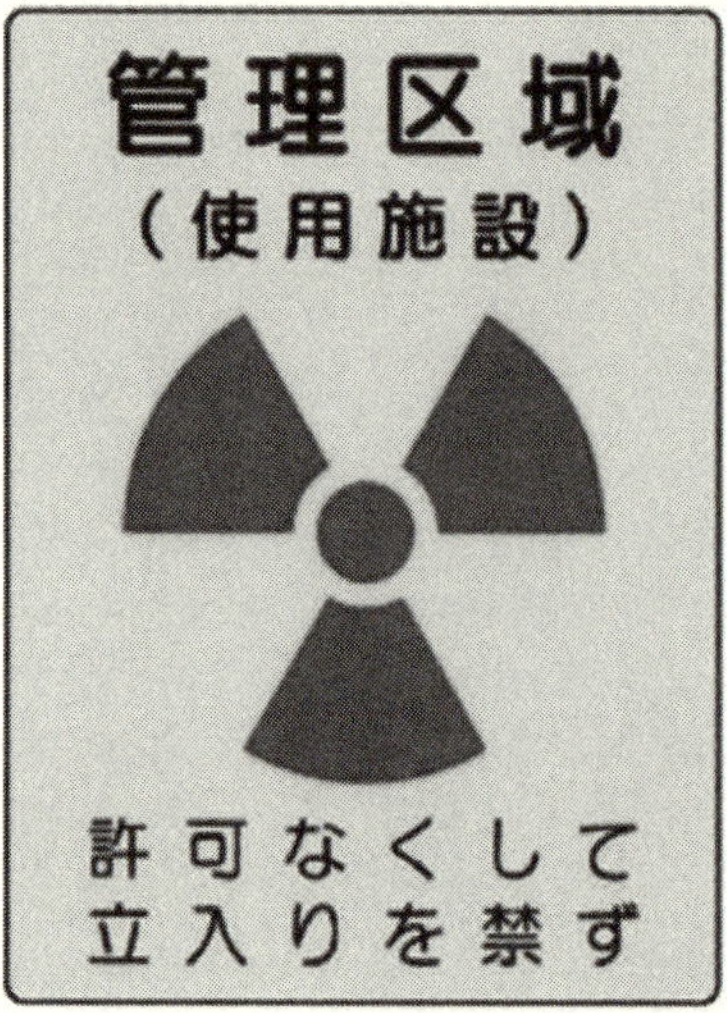
管理区域
(使用施設)
許可なくして
立入りを禁ず

にする必要があり、「学校に立ち入るには、本人の同意はもちろん必要ですし、みだりに人を立ち入らせてはいけない」のです。

学者の中には、放射線は害にならないとか、放射線を浴びたほうがむしろ健康になるとか、プルトニウムを食べても食塩より安全だという人がおられるのは事実ですが、それは学説です。学問の自由ですから、何を言っても構いません。しかし、次のことはハッキリしています。

(1)安全かどうかは別にして、1時間に外部被曝と内部被曝の合計が0・6マイクロシーベルトを超えたら標識をつける

(2)学校にみだりに児童、生徒を立ち入らせてはいけない(もちろん、幼稚園、保育園、高等学校、大学も)

(3)教育委員会は政府から独立すべきであり、それでこそ児童生徒を守ることができる

もう一つの問題を指摘します。**人間は「自分で選択できるもの」はある程度危険なことも許されます。しかし「強制的に全員が行うもの」については、一人残らず、全員が危険を冒すことについて同意する必要があります。**学校では、児童、生徒は先生の命令のままに行動しなければなりません。従って、教育委員会も先生も、管理区域に入るところでは、児童、生徒を強制的に校舎に入れることはできないのです。権限はないのです。

保護者の方も、ご自分で判断できることではありません。お子さんの健康はお子さんのものであり、お子さんを勝手に管理区域に入れることは保護者でもできないと私は思います。一体、誰のための教育なのでしょうか。教育は児童、生徒のためであって、教育委員会のためではありません。人間には、命令できることの限度があります。児童、生徒は「物」でしょうか？

原発 緊急情報（50）

規制値が20ミリになると

――平成23年4月7日午前9時 執筆、4月8日修正

キーワード 住民の被曝量の上限とは

「枝野幸男官房長官は6日午前の記者会見で、福島第一原発の放射能漏れ事故を受け、年間1ミリシーベルト（シーベルト、以下省略）としている住民の被曝限度量について、引き上げを検討していることを明らかにした」というニュースが流れ、その理由として記者は、「屋内退避指示が出ている第一原発から20～30キロ圏の外側でも、大気中の放射線量の積算値が10ミリを超えた地域がある。このため、原発事故の長期化を前提に、健康に影響が及ばない範囲で被曝限度の基準を緩める必要があると判断した」と解説しました。

この政府の変化について、私たち被曝する身としては、次のことを知っておかなければなりません（記者が書いているような――「健康に影響が及ばない範囲で基準を緩める」――ことはできないのは当然だから）。

（1）福島原発の事故が起こったから（という理由で）、私たちの放射線に対する防御能力が上がったのか（事故があったからという理由で、放射線が20倍も安全になったのか）？
（2）規制値を緩める理由となるICRP（国際放射線防護委員会）の勧告にはどのように記載されているのか？　ICRPの真の意図は何か？
（3）かつて「100ミリまで健康に影響がない」と言い続けていた日本政府は、なぜ、今になって「年間1ミリ」が住民の被曝限度と言い出したのか？

その上で、私たちはどのように放射線から防御しなければならないかを考えたいと思います。

(1)の答え：人間は急に放射線に強くなるのか？

事故が起こったから人間が放射線に強くなるということはありません。やはり「安全な放射線量」は1年間1ミリで変わらないのです。つまり**1ミリから20ミリになると、病気になる危険性は20倍に上がります。具体的には、1年間に100ミリの被曝を受けた場合、1000人に5人、つまり1万人に50人、1億人に50万人が「過剰発ガン」になります**（ここでは福島市の顧問になられた長崎大学の先生の数値を使います。他の数字もほぼ同様です）。

放射線によるガンの発生は「確率的」、つまり、被曝量に比例しているとされていますので、

1年間に1ミリなら、自然放射線に加えて、人工的な放射線が増えることで1億人（日本人全体）に対して100ミリの場合の100分の1、つまり5000人が（放射線で）ガンになると予想されています。そして、20ミリならその20倍ですから、1億人に対して10万人になります。つまり、20ミリ浴びると、交通事故死の10倍ぐらいの危険があることを意味しています。

なぜ、そんな危険な基準を設けるのかというと、ICRPによれば「事故のときには総合的に考えて、仕方のない範囲で我慢する」ということだからです。たとえば事故処理に当たる作業の人も限度が上がるが、その場合は「志願者」に限るなどのことをしていて、非常時を強く意識しています。その意味で、繰り返しますが、**記者が言っているような「健康に影響がない範囲」などではありません。**

(2)の答え：ICRPの勧告の意味

非常時のICRPの考え方は、まず、第一に「全体のために少し我慢してくれ」という思想に基づいていること、第二に「短期間に限る」ということで、たとえば屋内退避（2日間）、一時的な避難（1週間）、食糧制限（10ミリ）などのように「臨時措置」であること（防護措置のあるもの）、しかし、さらに国が「総合的な施策」を打つことができれば、状況に応じて20ミリまでOKというものです。無条件で、1ミリが20ミリになるわけではありません。簡単に言うと**「短期的で、国が十分なケアをする場合に限り」**ということです。

重要な前提

ＩＣＲＰが使っている「放射線量」は、（外部被曝＋内部被曝）の合計で、それに対して日本政府のものは（発表がないので定かにはわからないが）外部被曝だけと思われます。その点では、今、1時間に1マイクロと発表されているところは、2倍して2マイクロ（呼吸によって体内に入る量）、それに食品や水からの1マイクロ（水道水が特に汚染されていない地域）を加えて、「3倍」にして3マイクロで計算してください（何も警戒できない児童などは4倍）。

（例）

1×3×24（時間）×365（日）＝26ミリ

私たちは、家族の健康のために、1年20ミリは臨時のこととして、これまで通り、1年1ミリを基準に考えることです。このように当然のことですが、事故が起こったから突然、人間が放射線に強くなるわけではないので、「1年1ミリなら安全」というのは変わりません。

また、ＩＣＲＰの勧告を「よくよく読んで」「何とか日本人により多く被曝させたい」という意図を持って重箱の隅をつつく（法の網の目をくぐる）ようにすれば、若干の余裕もあります。本来、国民を守るためにあるお役人や専門家は、もしかすると「放射線の害を少なく見せたい」という欲求から、網の目をくぐるような言い方をしてくる可能性があります。

でも、**私たちは「より多く被曝したい」のではなく「より安全に」生活したいわけで、ICRPも「事故のときにはやむを得ず20ミリまではよいが、できれば1ミリ」という考えは変わってはいません。**

ところで、日本政府は最初「100ミリまで健康に影響がない」と言って、それに乗った専門家は、たとえば私のことを「1年に1ミリなどと言って、危険を煽る学者がいる」などと言ってきましたが、今回、見通しがついたら「1ミリが限度」と公式に認めました。それは前進です。しかし、**放射線被曝は「最初が肝心」なので、このような変化は「国民のためを考えているのではなく、政府の保身」から出発しているのでしょう。最初に1ミリといって避難させるべきなのです。**

また、国民を守る最後の砦である、原子力安全委員会も、地方自治体も、20ミリになって「仕事が楽になる」「国民の被曝量が増える」という二つのことのうち、「仕事が楽になるなら歓迎だ」という態度に出ると予想されますので、注意を要します。

コラム　福島の偉人

――平成23年4月24日午後7時 執筆

片寄平蔵《かたよせへいぞう》

常磐《じょうばん》炭田発見者。万延元年、勿来《なこそ》近くで攘夷派の浪士の刃に倒れる。享年48。

朝河貫一《あさかわかんいち》

「国家はその国民が人間性をもっているかぎりにおいてのみ、自由な独立国である。しかし、その政治体制が民主主義の組織をそなえているというそれだけでは、自由な独立国とはいえない。自由主義にあっては、その国民が世界における人間の立場をすべてにわたって意識するまでに進歩しているかどうか、それこそが重要である」

福島が苦しんでいる。

今まで東京のために危険を背負い、人材も電力も供給してきた福島に、東京の人は救いの手をさしのべない。政府には富と権力は溢れるほどあるのに。それでも福島の人はジッと腹に収めて反乱を起こさない。

福島の大地は汚れた。でも福島の人の心と体は汚れていない。むしろその魂は高潔だ。汚れているのは恩を忘れた政府、東大、NHKと、福島の人を温かく迎えない同胞だ。

福島の農作物はすべて買い取ろう。申し訳ないが食べないから泣いてほしい。瓦礫も牛も引き取れないが、こちらから福島の大地を綺麗にしに行く。日本全国、どこでも福島の人を温かく歓迎する。福島原発は静かに眠ってもらい、碑を建ててその労をねぎらおう。福島こそ、今、日本人が手をさしのべるところなのだ。

福島の偉人は私たちに語りかける。

日本人が福島の人の立場をすべてにわたって意識するまでに進歩しているかどうか、それこそが重要である。

第四章　体と環境の除洗の仕方

4月9日(土)～4月22日(金)のブログから

4月9日(土)	汚染水、くみ上げ開始。
10日(日)	茨城産の牛乳、出荷停止解除／福島県飯舘村のシイタケから基準の26倍に当たる1万3000ベクレル（1キロあたり）の放射性セシウム検出。
11日(月)	菅政権、20キロ圏外の一部地域を新たに「計画的避難区域」に指定し、1カ月ほどかけ住民を域外に避難させることを発表。【午後】5時16分頃、余震の影響で、第一原発の注水50分中断。
12日(火)	出荷自粛を指示されていた千葉県旭市の葉物野菜が、3月29日から4月4日まで出荷、東京都品川区の大手スーパーで販売されていたことが判明。
13日(水)	福島第一原発の事故に対する国際評価尺度（INES）が急遽「レベル7」に／東電、事故に伴う避難住民に賠償金を仮払いする方針を表明。
14日(木)	福島第一原発2号機周辺の地下水の放射能、1週間前と比べ17倍の濃さと東電発表。
15日(金)	東電と原子力安全・保安院、低汚染水の合計は1万393トンと発表。放射線量は1500億ベクレル（ヨウ素131、セシウム137など合計）。
16日(土)	福島県内の25市町村の原乳、出荷停止を解除（飯舘村、川俣町、田村市東部など12市町村では出荷停止は継続）。
17日(日)	東電、原発収束の工程表を明らかに。
18日(月)	経産省原子力安全・保安院、1〜3号機の原子炉内にある燃料棒の一部溶融を認める。
19日(火)	半径20キロ圏内の避難指示区域に、家畜の牛3300頭や豚、鶏など計65万匹以上が取り残され、大半が死んでいることが福島県の調べで判明。
20日(水)	原発20キロ圏内を、法的に立ち入り制限できる「警戒区域」に切り替え、封鎖する旨を政府が発表。
21日(木)	半径20キロ圏内の住民の一時帰宅、3キロ圏は実施の対象外、政府案。
22日(金)	【午前】0時、20キロ圏を「警戒区域」として封鎖／福島県飯舘全域、葛尾、浪江、川俣の一部を「計画的避難区域」に指定。5月末までに住民を避難させる計画が明らかに／原発損害賠償の一次指針案が明らかに／東電社長ら福島県庁へ謝罪訪問。

原発 緊急情報（53）

海と魚

キーワード 今後、海で起こること

――平成23年4月13日午前8時 執筆

福島原発の事故レベルが7になり、多くの人がビックリされていますが、3月中旬に起こった最初の2回の水素爆発で、1時間あたり1万テラベクレルの放射性物質が出ていましたので、実は3月中旬の時期でレベルは7だったのです。でも、**その頃にはまだ政府は「健康に影響はない」などと言っていたので、レベル7にしませんでした。**民主主義の世の中なのに、政府は情報操作をしたのです。国民不在の事故対応で、その結果、浪江町をはじめとする近隣町村の人々が初期被曝をされたので、実に残念です。

また、国際的にも大きな不信感を与えてしまいました。それに加えて、福島原発がこれまでのチェルノブイリと違うのは、「海に直接、放射性物質が放出された」ということです。これは日本の漁業への影響ばかりではなく、「海」が「世界につながっている」という点で、さらに難しいことになっています。

原子炉では、ウランから、ヨウ素、セシウム、ストロンチウム、バリウム、プルトニウムなどができるのですが、最初は、飛びやすいヨウ素、セシウムが出ます。

次に、ストロンチウム、プルトニウムなどやや飛びにくいものが出るのですが、今回は原発から直接、**「ヨウ素、セシウム、ストロンチウム、それにプルトニウム」が海に流れ出たと考えられます。**ところが、最初の段階で放射性物質の測定間違いがあり、それを怒られたので(むくれて? 理由不明ですが)、今では、ヨウ素とセシウムしか報告されていません。

ちょっと解説

原子炉の中では、ウラン235(235という数字に意味がある)が、約90と約140の二つの元素に「分裂」します。これを「核分裂」と言います。実に簡単で、単なる数字の足し算でわかります。つまり、約90＋約140＝約230で、それに少しの中性子(3個)が出て、約90＋約140＋約3＝約235というわけです。

だから、ヨウ素131、ストロンチウム90、セシウム137など、「放射性物質」と言うと、約90のものと、約140のものが目立ちます。**ウラン235が二つに分かれてできるものが放射線を持っていなければよいのですが、残念ながら、それもまたすぐ分解して強い放射線を出すため、問題が起こります。これが「放射性物質の汚染」の実態です。**

ということで、海には、「ヨウ素、セシウム、ストロンチウム、プルトニウム」が出ます。チェルノブイリのように、まずは空中や土に落ちて、それが徐々に海に移動するというのではなく、福島原発では直接、海に出ます。

今、魚からヨウ素とセシウムが検出されて、基準を超えていますが、もしかするとストロンチウムやプルトニウムも基準を超えているかもしれません。さらに、福島の海岸は沖の黒潮と海岸の間に「南下する沿岸流」があり、少なくとも銚子までいきます。そこで働いてきた漁業の方には大変、申し訳ないのですが、事実は次のように進むでしょう。

(1) 海には、ヨウ素とセシウムの他に、ストロンチウム、プルトニウムも含んだ汚染水が流れた
(2) ストロンチウム、プルトニウムはまだ測定されていない
(3) 測定しているヨウ素、セシウムは基準値を上回っていた
(4) ごく一部の海や魚しか測定されていない
(5) だから、福島沖から茨城沖、千葉沖で捕れる魚を食べることはできない
(6) 特に、海底に沈むセシウム、ストロンチウム、プルトニウムは魚ばかりではなく、貝、海藻にも取り込まれる

(7)海外で日本製の魚を拒否しているのは、測定していないからで、理屈に合っている
(8)放射性物質で被曝しないためには「測っていないものは食べない」ということが大切だ
(9)千葉から南の湘南まで海が汚染されるのは一カ月ぐらいかかると思うが、測っていないので、わからない
(10)福島から湘南までの海での釣り、サーフィンを含めて「測定されるまで」は気をつけたほうがよいだろう
(11)現在は小魚、そのうち中型、さらに4カ月後から大型の魚に放射性物質が取り込まれる(大型の魚の放射能が増えるのは6カ月後)
(12)ヨウ素が初期、セシウムも早くて肉に蓄積するが、ストロンチウムやプルトニウムは骨に溜まるので、小魚のように「骨ごと食べる」ものはやめておいたほうがよい
(13)北海道、四国沖、九州、日本海の魚はまだ大丈夫。もしこれらの地域が汚染され始めたら、このブログで報告します

測定値がなければ食べることができないのは、放射性物質の汚染の鉄則ですから、「風評」ではありません。お魚を買うときには、「どこで捕れたか?」を聞くのが、まず第一。もし外国産、北海道、四国沖、九州、日本海の場合は測定値がなくても食べられます。その他の産地

の場合、「ヨウ素、セシウム、ストロンチウム、プルトニウムの測定値が表示されているか？」をチェックしてください。まだ、測定されていないので、現在のところ、表示されたものはないはずです。

原発と生活08

「クリーン福島」大作戦

――平成23年4月14日午前8時 執筆

キーワード 放射性物質の取り除き方

放射性物質が付いた福島の瓦礫を川崎に運搬することは、放射性物質をさらに飛散させるという意味でよくない方向であることをブログに書きました。福島の人は原子炉の事故で大きな打撃を受けましたが、それは福島だけではありません。程度は違いますが東京も川崎も同じように放射線で汚染されたのです。その責任は主に保安院にありますが、それはまた別の問題で、私たちは自分たちの範囲で汚染が拡大することを防がなければならないと思います。

福島原発からの放射性物質の漏れも次第に収まっているので、特別な爆発でもない限り連休明けにはかなり安全な状態になると思います。次に私たちがしなければならないことは、「放射性物質で汚染された福島をできるだけ早くクリーンにする」ことです。

放射性ヨウ素は半減期が8日ですから、しばらくするとほとんどなくなりますが、それに続くセシウムとストロンチウムは半減期が30年ですから、そのままにしておくと30年間、福島は汚染されたままになります。放射性物質の半減期は物理的に決まっていますから、それを変えることはできませんが、人間の手でクリーンな福島を取り戻すことはできます。

できるだけ早く手をつけてもらいたいと私は希望しています。今、福島の人はとても気持ちが追い込まれて「放射線は健康に影響がない」と信じたい気持ちでしょうが、被曝はできるだけ少ないほうがいいのです。

川崎の瓦礫の処理で書きましたように、私は放射性物質を取り除くことができる焼却炉とプールと蒸留設備を早く福島に作ることを考えています。

今度の原発事故というのは、放射性物質という意味で言えば、「福島原発の中に閉じ込められていた放射性物質」が「福島県の東部や茨城県の北部、さらに東京、仙台まで広く拡散した」ことを意味しています。今度はそれを「人間の手で再び福島原発の敷地内に戻す」ことによって、「クリーンな福島」を取り戻すことです。そのためには、福島原発の敷地もしくは近郊に「焼却炉とプール、蒸留設備」を作り、そこに汚染されたものを集めることです。

まず、燃えるものはどんどん焼却炉で燃やして、煙の中の放射性物質をフィルターでとります。また燃えないものは、プールの横で水で洗浄し、その水をいったんプールに溜めます。プールに溜まった水を蒸留装置で蒸発させ、放射性物質を集めます。政府と福島県が決意をして今からすぐやれば、放射性物質で汚染された福島はどんどんクリーンになっていくでしょう。

技術はすでにありますし、設備についてはすべての費用を合計しても200億円から400億円ぐらいで済むでしょう。だから国と福島県がやる気になれば直ちに取り掛かれると思います。

福島の人にはまた別の考えがあるでしょうが、私は、今の福島の人の考え方——放射線被曝は健康に影響がない。そして我慢しよう——よりも、むしろ積極的に放射性物質を除いてしまったほうがいいと思います。福島の人、子供の被曝量は少ないほうがよいからです。また、今回の原発事故は、日本の国内ばかりでなく世界の国から日本の大地が汚れているという印象を植えつけました。その点では、まず福島が日本の先頭に立って放射性物質を除いてクリーンになることです。学校の校庭も、校舎もどんどん「除洗」していけば、子供の被曝量も減り、田畑も再び使えるようになります。

菅首相は「福島の土地は数十年使えない」と言ったそうですが、そのように後ろ向きになることなく、前向きに放射性物質を直ちに取り除く作業を開始することを勧めます。

生活と原発09

「自宅クリーン」作業

——平成23年4月14日午後4時 執筆

キーワード 拭き掃除、水で流す

原発が破損したときに「黄砂」のような小さい放射線の粒が風に乗って飛んできます。量はとても少ないので、黄砂のようには目に見えませんが、飛んできます。しばらくは空気中に浮かんでいて、呼吸すると肺に入ります。これが初期の外部被曝と内部被曝です。

そして1カ月ぐらい経つと、地表に落ちます。だから、今は「空気中」が減って「地表」が増えています。政府は「放射線量が減った」と言っていますが、基本的には「空気中のものが、地表に落ちた」ということです。そうすると大人より地表に近い子供が被曝することになります。そこで、今、家庭ですることは、

(1) 家の中の徹底的な拭き掃除。家具や道具も水で拭く
(2) ベランダ、玄関、家の前などをモップやデッキブラシでこする（水を使って流す。黄砂

を流す感じでゴシゴシこする）

（3）ご近所と親しければ、みんなで道路に水を流してこする

ことです。ビニールの手袋をして、やや水を多めにして拭き取ります。放射性物質が「拭くことで取れる」のは専門家はよく知っていることです。作業中は、ぞうきんなどはよく洗い、終わったら手袋と一緒に捨ててください。放射性物質は家の中や近所からなくなりますが、それは下水などに行きます。でも、人間から遠くなるので、そのほうがよいと思います。**このように放射性物質は、拭けば身の回りの「見えないチリ」が10分の1ぐらいになりますから、連休明けまでにするのをお勧めします。そうすると、特別なことがない限り、連休明けには原発も落ち着くと思いますので、普段通りの生活に戻れると思います**（連休明けの注意点は主として食材になるので、これはまた機会を見て、ブログに書きます）。

また、**福島などは土壌にしみていくのと、道路なども放射性物質がこびりつくので、早めに土壌の表面を少しでも取って畑の隅に積み上げておくことが有効です。**また、土壌処理には洗うだけではなく、処理剤もありますから、福島や茨城では早く積極的に除洗をされることをお勧めします。

——平成23年4月15日午後2時 急いで執筆

「福島県人差別」の原因を作っている人たち

キーワード 「被曝はうつる」という誤解、くくりが大きい「福島産の野菜」

福島県人「差別」が進んでいます。福島県人が避難してくるのを嫌がったり、ひどい例では福島県人の診療を拒否する病院すらあります。言うまでもありませんが、**福島県の人は他の都道府県の日本人と全く同じで、クリーンです。でも、これほどバカらしいことが「科学技術立国」の日本で起こるのは、それを仕掛けている人がいるからです。**

（1）日本政府が「福島県人から放射線が出ている」と言ったから

あるとき、テレビを見ていましたら、福島原発の近くの人たちが「被曝しているかどうか」ということで、「体に放射線の測定器を当てて」「被曝を測定する」という映像が何回か流れました。

そして、「体から放射線が出ていない人は、被曝していません」と言っていました。

これを見た素直な人なら、次のように受け取るでしょう。「へぇー！　被曝しているかどうか外からわかるの!?　なら、その人から放射線が出ているのね！　福島県の人は被曝しているから、近づくとこっちが被曝するのね！」

福島県人が「被曝していない」ということを宣伝するために日本政府がやったのですが、それは「福島県人から放射線が出ている」と言ったも同然であることに気がついていません。

それに対して私は、「体の外から測っても、その人の被曝量は測ることができません。あれは〈洋服についているチリ〉を測っているだけです。被曝はDNAを検査しなければわかりません」

と言いましたが、なにせ個人の力なので、多くの人は政府の言ったことを信用しています。

また、精神的にも打撃を受けている福島のお役所に悪いのですが、もっと積極的にこのような非科学的な報道について是正を求めるべきです。

(2) 日本政府が放射線と放射性物質の区別をごまかしたから

原発事故で大切なのは、被曝は「原発からの放射線」ではなく、「放射性物質からのものである」ことを理解することです。

ここを間違っていると、誤解が生じるので、そのうちに「福島県の人は」ということになります。すべてが正しくないと差別が生まれます。まず、**距離の2乗に反比例する「放射線」が問題ではないので、「原発からの距離」で規制するのをやめることです。**それなのに、日本政府も福島県も「原発からの距離」を言っているので、他県の人は「距離が近い福島県の人は危ない」と思ってしまうのです。「距離」ではなく「風向き」です。それは福島県自体がハッキリ言わないと誤解は解けないと思います。また、「放射性物質」からの被曝ですから、福島県人は「放射性物質」ではないので、被曝の原因にはならないと科学的に説明しなければなりません。

（3）福島県知事や川崎市長が原因を作る

福島県知事は「福島産の野菜は安全だ」と言いましたが、「福島産の野菜」には放射性物質が含まれているものがあることは間違いなく、正しくは「福島産の野菜で放射性物質を含んでいないものもあるので、区別してほしい」というのは科学的です。**福島産の野菜がすべてOKということではないので、「放射性物質が含まれていない野菜だけを出荷します」と知事が言えば、科学的に合理的なので、他県の人は納得します。**また、川崎市長が「福島の瓦礫を川崎に受け入れる」と表明しました。「福島の瓦礫」でも「放射性物質が付いているもの」と「付いていないもの」がありますので、これも不信感を増大させました。

福島の方は東電の「被害者」ですが、当然、郷土に対する強い愛情がありますから、時として「福島は汚染されていない」というような発信があるのですが、哀しいことに「福島の一部が汚染されている」のは確かです。それを福島県の人が認めることも、これから子供たちも含めて差別が起こらないもっとも肝心なことと思います。

つまり、「福島県人が差別される」というのは「非科学的なこと」で、あってはいけないのですが、「政府や福島県の人が非科学的なことを言う」と、どうしても非科学的な差別が生まれるでしょう。福島県の人には、勇気を持って事実を見つめ、郷土を守る強い決意を持っていただければと希望します。

原発 緊急情報（54）

これから：すべては予定通り

——平成23年4月18日午後2時 執筆

キーワード 4月中旬までの事態の整理、今後のこと

東電がこれからの「工程表」を出したことによって、今後どのように進むか、さらに具体的なことが言えるようになりました。4月17日に発表された東電の工程表はかなり踏み込んでいて、その中でも「熱量など肝心なことが理論計算できる段階」ということがわかりました。たとえば、原子炉の中で崩壊熱が出ていて、それを冷やすために水を投入していますが、副社長の説明では投入した水の温度がどのぐらい上がっているかは、理論計算で合っていると言いました。このことは原発全体は、

（1）思うように行動できないが、

（2）理論計算は合っている

ということになります。実は、被災された方がおられるので、あまりに科学的で冷たい解説がしにくかったので、控えていました。でも、ここで地震以来のことを「純粋に科学的に」振り返ってみます。少し内容的には難しいものもありますが、おおよその筋が「当然、進むように進んでいる」ということです。

①震度6の地震に襲われ、耐震設計通り原発はかなり破壊された（これは重要なことで、「津波」が強調されたが、配管などが地震で破壊されていることがわからないと、今後の回復もわからない）

②制御棒が原子炉に挿入できたので、核爆発は避けられた（軽水炉なので、核爆発は安全側にある）

③10メートルを超える津波に襲われ、設計通り原発が水没した（これで電気系統、制御系が破壊された。同じ場所に通常電気系、予備電気系、非常電気系、水素除去系などが置かれていたので、「非常用」の役割を果たせなかった）

④この時点で「水素爆発による放射性物質の大量放出」が起こることがハッキリしたので、直ちに政府は退避命令を出すべきだった（3月11日午後6時には退避命令が必要だった）

⑤冷却水が循環しないので、直ちに蒸発を始め、燃料棒が露出、温度が急上昇して、ジルコ

ニウムと水が反応して水素が発生した

⑥　水素が発生したので、圧力容器の圧力が上がり、格納容器にも水素が移って圧力が上昇、さらに建屋に水素が移って、1号機と3号機が水素爆発した

⑦　ここで気象庁が、風向きなどを計算して、近隣の放射性物質の分布を推定し避難地域を「同心円」から、「帯状」に変えるべきだった（3月12日　午後6時頃には可能）

⑧　気象庁が動かなければ、気象学会か気象学者が直ちに応じるべきだった（気象学会はのちに「研究結果を発表するな」と反国民的行動〈国民を余計に被曝させた〉に出た）

⑨　2号機は格納容器の下部が破損、4号機は使用済み核燃料の冷却ができずに水素爆発し、4機とも破損した

⑩　この時点で、放射性物質の飛散状況は計算でき、数万テラベクレル規模であることが判明（この時点〈3月16日午前〉で〝レベル7〟の事故であることが判明した）

⑪　福島原発事故の「第1段階」は3月16日に終わっている（その後は何も起こっていない）

このブログでは**3月16日に「原発事故は第2段階に入った」と書きましたが、その後には大きな変化はなく、少し言いにくい用語なのですが、「順調に」放射性物質が少しずつ減りながら今日に至っています。**すべてが科学的に見れば「必然的に進んでいる」ということに注意し

てください。

もともと震度5ぐらいに耐えるよう設計されているのですから、震度6で破損しても不思議ではないし、津波の想定も甘く、さらに電源を1カ所においたのですから、電気が止まったのも必然的です。原子炉の構造から言ってその後の水素爆発も当然です。このように進んだことは、放射性物質は大量に出たのですが、一方では、私たちに安心感を与えます。

① 異常なことは起こっていない（過去）
② 東電の工程表でも異常なことは起こらないとされている（将来）
③ それなら予測ができる

東電もここまでの事態になって、腹が据わったのでしょう。批判する人は多いのですが、私は4月17日日曜日の東電会見はよかったと思います。でも、その後の日本政府の対応はひどいものでした。「東電という会社があることはわかったが、日本には国というものがなかった」と私は感じたのです。日本政府はあれほど、細かい東電の工程表が出たのに、「9カ月後ぐらいに検討する」と呆けたことを言いました。

どうせ政府は当てになりませんから、「原発は壊れたけれど、科学的には異常なことは起こっていない」ということを前提にして、次の記事では、「近々、どうなるか」を東電の工程表を受けて書こうと思います。そのときに、これまで（3月16日まで）の状態を一応、頭に入れておいていただくと助かります。

原発 緊急情報(55)

これから:工程表と除洗

――平成23年4月18日午後8時 執筆

キーワード 原発周辺の居住地でするること

※「じょせん」という用語は専門的には「除染」ですが、わかりにくいので、このブログでは「除洗」としています。

地震が発生した瞬間から、福島原発が科学的には極めて「予想通りに破壊されてきた」ということを前回、書きました。ただこの表現(予想通り破壊)が被災した人のことを考えると、あまりにも冷たい感じがして、今まではっきり書きにくかったのですが、やはり「事実を直視する」ということで今回から書くようにいたしました。そして昨日の東京電力の将来予測は、これもまた極めて予想通りに展開するとされていました。

東京電力の予測が的確かどうかという議論が行われています。その中には、東京電力が示した「第1ステップ」が3カ月では終わらないのではないかというような議論に集中しています。

しかし、福島原発のことは東京電力には重要なことですが、付近住民と、やや遠くに住んでいる人たちにとっては自分たちのところにどのくらいの放射性物質が降ってくるか、野菜や魚がどの程度汚染されているのかということのほうが重要です。東京電力が示した対策の中には、

（1）原子炉だけに関係するもの
（2）住民にも関係があるもの

が交ざっていますので、ここではできるだけ原子炉だけに関係するものを除いて、将来像を示していきたいと思います。**つまり、原子炉が非常に不安定なときには、原子炉の状態をよく知っておく必要がありますが、このブログで何回か指摘しましたように、爆発の可能性がないわけではありませんが、それを生活の中で考えていかなければならないというのは、3月16日の時点である程度、終わっています。**現在では、さらに爆発の可能性は少なくなっていると考えて行動計画を立てたほうが、実際的であると思います。

まず第一に、東京電力の計画が第1ステップ、第2ステップに分かれていても、その内容を詳細に見ると、私たちにとっては「徐々に放射線量も減り、最終的な処理に入っていく」というように解釈できます。従って、経産大臣は「東京電力の処理を待って地元のことを考えたい」と言っておられましたが、実は今日から直ちに事故処理に入れる段階になったと考えられます。

まず第一に、福島県東部、すなわち「中通り」および「浜通り」の地域で放射性物質が多く

降った場所を除洗することです。放射性物質が多く降った地域も必ず住民はそこに帰り、生活をし、そして仕事をします。その時期は早いほうがいいのは決まっています。しかし現在、そこには「放射性物質のチリ」が積もっています。チリは物質ですから、火山の噴火の際に降る灰のようなもので、取り除けばきれいになるのは当然です。

実際にも放射性ヨウ素は半減期が短いので、しばらく放っておけばなくなってしまいますが、セシウムは半減期が30年と長く、その性質は火山灰などによく似ています。しかし、このままにしておくと畑やグラウンドでは下のほうの土に混ざってしまいますし、またアスファルトや家の壁などに付いたものはへばりついてなかなかとれなくなります。特に、雨の多い梅雨になるまでにある程度、取ってしまうことが必要です。

ひまわりなどを植えると放射性物質が取れるという話もありますが、畑を耕すと、せっかく一番上に薄くのっている放射性物質を土の中のほうに入れてしまいますから、望ましくありません。**放射性物質というと何か特殊なもののように感じるので、そのまま近づかずにしておきたいと思うでしょうが、実際には身の回りにある火山灰と同じです。早いうちに取り除いてしまうことです。**一刻を争います。

政府はあまり当てになりませんから、ボランティアを中心に、まずは福島市、郡山市などを中心に、大規模に除洗し、同時に自衛隊やその他の部隊に依頼して、人が入れない地域も早く

除洗することが必要です。このままにしておくと放射性物質が福島市や郡山市の町の中に残って、それが土の表面に近いところで強い放射線を出します。

私のところには読者の方が測定した空気中と土やアスファルトの近くの放射線量のデータがメールで数多く届いていますが、地面の近くは驚くべきほど、放射線量が高いのです。たとえば、4月16日の測定で、東京のある場所ですが、空気中は最小値が0・101μSv／h（マイクロシーベルト／時）、最大値が0・173μSv／hですが、車道際のコンクリートの上は最小値が2・194μSv／h、最大値が2・579μSv／hと非常に高い数値になっています。

この測定値ばかりではなく、今、文科省や自治体が測定している空間の放射線量に対して地面に近いところは約10倍になっています。このことを日本政府は「空気中の放射線量が少しずつ減っている」と言っていますが、実際には空間に漂っていた放射性物質が地面に落ちたにすぎないとも考えられます。

福島県、茨城県、栃木県、宮城県は、県単位もしくは市町村単位でできるだけ早く除洗することです。それによって放射性物質の90％ぐらいを除くことができると考えられます。将来も放射線量が10分の1の場所で生活できるのです!!　しかも、早ければ早いほど、表面から除去する土の量が少なくなりますので、それだけ労力も少なく、またその土地で長く住むであろう子供たちの被曝を減らすことになります。

放射性物質で汚れてしまったと諦めないでください。30年は放射線を出し続けるのですから、最初に除くことが大切です。自治体の最大で最も大切な仕事でしょう。なお、先に挙げた県以外の場所については、機会を見てブログに書きたいと思っています。

原発 緊急情報（56）

これから：漏れる量と気象の重要性

――平成23年4月19日午前9時 執筆

キーワード　放射性物質の拡散予想

東電の工程表の発表を受けて、緊急情報（54）から連休明け以降の第2ステップとして私たちのすることを整理していこうと思いました。「3ステップ」という副題をつけたのですが、少し違和感がありましたので、「これから」という副題で話を進めていきたいと思います。

東電の工程表が発表されたことによって、工程表の第1段階が3カ月で終わろうが5カ月になろうが、私たちにはあまり関係なく、私たちは直ちに福島県を中心とする除洗作業やその他の必要なことを行って、できるだけ早くクリーンな大地の上で普通に生活できるようにしなければなりません。

今回は「原発からの漏洩と気象」のことについて整理をしておきます。

原発からの漏洩については、「日本の断面図　表現の自由と論文の読み方」にアメリカの論文を示し、そこでおおよその原発からの漏洩の状況がわかるようにしてあります。

グラフを見ますと、最初に水素爆発が起こった後、断続的に高い濃度の放射性物質が飛散していますが、だんだん収まってきています。問題は今後、どのくらいの量が1日に放出されるかですが、残念ながら東電の工程表ではそれが発表されていません。

実は、原発がどうなるかということよりも、「原発から外にどのくらいの放射性物質が放出されるか」ということのほうが私たちにとっては重要なのですが、まだ政府・東電、そしてメディアも含めて、「出し手」のほうに興味がいって、「受け手（被害）」のほうには目がいっていないのが現状です。

私の推算では、現在までの約40日で80万テラベクレルぐらいの放射性物質が放出されたと考えられますので、1日あたり平均しますと2万テラベクレルということになります。**しかし放射性物質の放出量はかなり減っていますので、今後は最大でも1日1万テラベクレルぐらいと考えればいいと思います。**

もし気象庁が、国民の側に立ってくれて、毎日、福島原発からの気流を計算し、「漏洩した放射性物質がどのような状態で、何日後にどこに到達するという予報」を出してくれれば、私たちは大変に助かります。福島原発周辺の子供たちのことを考えて、気象庁はぜひ予報を発表してもらいたいと思います。

もしこれが発表されれば、風下に住んでいる子供たちのお母さんは、その日にマスクをさせるなどいろいろな防御ができるからです。「台風が来るから危険だ」という予報と全く同じですから、気象庁もこれまでの経緯にとらわれず、ぜひ明日から放射性物質がどこに飛ぶかという予報をお願いしたいと思います。

気象庁は政府からの命令で発表が禁止されていると思いますが、「公務員の守秘義務、命令違反」の判例から言えば、公務員の業務であっても、それをマル秘にするかどうかは、あくまでも国民が公表によって損をするかどうかで決定されます。

すでに、放射性物質の流出はある程度落ち着いているのですから、これまで政府が情報を隠してきた理由——著しい風評が起こって混乱が起こる——ということはないのですから、積極的に予報を出してもらいたいと思います。

具体的には

福島原発の状態は東電が知っています。東電は今回の事故で深く反省しているでしょう。できるだけ国民に迷惑をかけないように、「どのくらいの放射性物質がいつどのような状態で出るのか」の速報を出し続けてください。東電から速報が出たら、そのデータに基づいて気象庁は直ちに気流を計算して、福島原発から出た放射性物質が「何時間後に、どこに到達するか」という予報を出してください。気象庁から予報が出たらそれを直ちにメディアがテレビで放送してくれれば、国民はそれに備えることができます。

今まで「予報だから不確実だ。だから発表しない」と気象庁は言っていますが、台風の予報も、噴煙の予報も、また花粉の予報もしているのですから、放射性物質の予報もぜひお願いしたいと思います。

現在の状態は気象庁が、放射性物質の飛散状況の予報をするのが怖い、つまり影響が大きすぎるので発表しないというスタンスですが、それは「台風が巨大なので怖くて発表できない。被害の出ないような小さな台風なら予報する」と言うことと同じです。もっと強い職務意識と覚悟を持って国民のために働いてもらいたいと思います。

気象学者の人にもお願いしたいと思います。**気象学者の人で気流計算ができる方がおられると思いますので、日本気象学会の理事長の「隠せ」という指示など聞かずに、憲法23条に定められた学問の自由を生かして、できるだけ福島原発からの気流予報をネット上で発表してもらいたい**と思います。少しでもデータがあることが、お母さんばかりでなく、スポーツをする人、畑を耕す人、また漁業をする人に大きく役立つと思うからです。

ニュース短信

東電が原子炉にホウ素を投入する予定ですが、今回の場合は、直ちに核爆発に至るものではありません。4月の初めに原子炉が爆発する可能性は20分の1と言いましたが、現在では100分の1ぐらいに下がっています。その理由は、全体的に温度が下がって安定していること、炉の中の状態が次第にわかってきて、なかなか臨界に達しないことが推定されることです。

福島原発事故の最初の頃には、「何が起こるかわからないので、ホウ素を投入する」ということでしたが、今回の投入は「万が一にも核爆発が起こらないようにする」という意味で相当意味合いが変わっています。私なら預金通帳はまとめておきますが、逃げることはしません。

原発 緊急情報(57)

これから:「安全宣言」という風評

——平成23年4月19日午後5時 執筆

キーワード 農作物の現実

農家の方には申し訳ないのですが、子供に野菜や牛乳を飲ませる親の立場で考えると、次のようになります。

(1)政府は事故後、野菜の放射線量を測る方法を急に変更し、「測定する野菜は、箱から取り出して、測定する野菜だけ流水でよく洗って測ること」という通達を出した。この通達で野菜はすべての信頼を失った。〈理由〉出荷時はまだ収穫直後なので、付着している放射性物質は容易に取れる。だから、産地でよく洗ったら放射性物質が取れても、消費者が買うときにはこびり付いていたり、しみこんだりしているので取れない

だから今、表示されている野菜や農作物の放射線量の値は、全く信用できない

（2）福島原発に近いところの人が、東京に来て「こんなに新鮮ですよ」と言って野菜などを売っている

これも信頼を失わせる行動である。〈理由〉放射性物質が付いた野菜も新鮮だ。「新鮮だから安心」というのは、放射性物質が付着している場合は最も危険な判断である。水俣病のときに、「水銀を含んでいる魚が新鮮だった」というのが悲劇を呼んだ

（3）自治体が野菜などの一部の農産物の放射線量を「よく洗って」から測り、「安全宣言」を出している。安全宣言を出した自治体の農作物は信頼できない

（4）心ある農家の方から私のところにメールをいただく。そのメールには「これまで消費者に安心して食べてもらうために全力を注いできた。その信頼を失いたくないが、自分の畑でとれた野菜が安心なものか、どうしたらわかるだろうか？」と悩んでおられる

消費者も生産者も真剣です。「流水でよく洗ってから測定しろ」という通達を出す政府が「風評」を作り出しています。これまで普通に出荷している状態のまま、しっかりと測定し、「規制値以下」ではなく「規制値の100分の1以下」の野菜だけを出荷すれば、風評は起こ

りません。

今、政府やメディアが言っている「風評」とは、「汚染されていない野菜が拒否される」という本来の風評ではなく、「汚染されている野菜を、いい加減な測定で売ろうとしたので消費者が買わない」ということですから、風評ではなく、至極、当たり前のことです。

それに足し算の問題があります。周囲が汚染されていないときには、一つの食材だけに注目すればよいのですが、現在のような状態ではできるだけ放射性物質を含まない農産物を流通させる必要があります（すでに書きました）。ということで、良心的な農業関係者と子供を持つ親は次のようにすることが望ましいと思います。

（1）「安全宣言」が出ている野菜や牛乳は、生産地に限らず買わない。「安全宣言」を出すということは土地が汚染されているからです

（2）「流水で洗って測定した」という野菜などは買わない

（3）当面、「洗わない状態」（通常の出荷状態）で測った放射線量が規制値の100分の1以下の場合、その数値とともに「汚染されていない」ことを表示するように、生産者と消費者で合意しておく

（4）表示されていないとか、それができない間は、福島産（本当は中通り、浜通りだけだが、

表示が福島産なら仕方がないので）、茨城産、栃木産、宮城産のものは購入しない

ということでしばらく我慢するのがよいと思います。北海道、青森、岩手、北陸、東海、近畿、四国、中国、九州、沖縄、外国産のものはすべてＯＫです。群馬は安全宣言が出ましたので、やや問題です。食の安全は人間にとってとても大切なことです。放射性物質で汚染されたときには、**その土地からできたものは、**

（1）すべて危険
（2）測定して、その結果が表示されていて、放射性物質を含まない農産品は安全（洗わないもの）
（3）信頼できるルートで扱われているものは安全

ということです。このことは、連休明けでも緩めないほうがよいと思います。連休明けにはほとんどの対策が不要になりますが、食材だけは残ります。これについては魚とともに何回かにわたって整理をしていきます。

この問題は、**生産者側から考えますと、土地を汚染したのは生産者ではありません。生産者**

は被害者です。そして、放射性物質で汚染された農産物を出荷すると、今度は消費者が被害者になります。原発事故の加害者が傷むならまだ考えられますが、生産者も消費者も被害者になるのは問題です。せめて生産者が自主規制して、消費者を被害者にしないように配慮したほうがよいと思います。放射性物質を含む野菜を「直ちに健康に影響がない」などと言うのは適切ではありません。

原発 緊急情報（58）

——平成23年4月20日午前10時 執筆

これから：セシウムを防ぐ日常生活

キーワード 食材選びの注意点。体調管理、環境整備

テレビなどでは盛んに東電の工程表のことで専門家が議論していますが、不必要とまでは言いませんが、「原発オタク」のようなもので、今、最も必要なこと——国民を被曝から守るという議論にならないように話題を避けているように感じられます。大切なのは福島県などの小学校の校庭の放射線量を公表して、「児童は大丈夫か」と呼びかけることです。つまり、あまり原発に注意を向けず、身の回りに注意する時期です。

福島原発が爆発して約1カ月。身の回りに降ってきたのはヨウ素とセシウムです。ストロンチウムとプルトニウムは今回のように「ゆっくり（チェルノブイリに比べて）」原発上空に上がるときにはあまり大気には出なかったと考えられます（ストロンチウムの問題は海の底です）。ヨウ素は半減期が8日ですから、すでにかなり少なくなっています。最初の段階で子供が接していなければ被曝を避けることができたという時期になりました（この意味で、放射性

物質は「早め早めの情報」が大切です）。

これからはセシウムです。連休明けの新生活に向けて、セシウム対策を取っておくべき時期です。簡単に言えば、連休後はセシウムからの放射線を防いでおけば、被曝しても大半の放射線の影響を受けることがなくなります。

【防ぎ方】

（1）まずは身の回り、家の前の道路などを水で拭いたり、流したりする（セシウムそのものを除いておく）

（2）体調を整え、運動をして、新陳代謝を盛んにする（体のセシウムをカリウムに）

（3）カリウムの多い食品を摂る（セシウムを追い出す）

血圧が高い人は「カリウム」というものを聞いたことがあると思います。食塩を摂りすぎると高血圧になり、カリウムを多く含む食品を摂ると血圧が下がるという話です。セシウムというのはカリウムに似ています。原発からは粒で飛んできますが、今はやや水に溶けやすいものになっていると思います。

また、セシウムの放射線量が半分になるのは30年ですが（物理学的半減期）、身の回りを洗ったり、庭の土の表面を薄く取ったり、できるだけこまめにすればそれだけ量が少なくなります。このようにしてセシウムの半減期を実質的に減らすことができます。やり方次第ですが、市町村でもみんなが力を合わせて掃除をしたり土をのければ、1年ぐらいで半分にすることもできるでしょう。私は「環境学的半減期」と言っています。

それに加えて体内に入ったセシウムを「追い出す」こともできると言われています。学問的な証明は完全ではないのですが、セシウムは体の中に入ると100日ぐらいで排泄されます(体内半減期)。さらに早く排泄するためには、

① 健康を保ち、やや室内で軽い運動をし、お風呂に入る(極端にならないように)
② 新陳代謝を盛んにして、カリウムの代わりに「うっかり」体が取り込んだセシウムを入れ替える
③ (やや危険な方法だが)放射性物質を含んでいないセシウムが多い食品を食べる

呼吸するときに口から入ったセシウムは、筋肉やその他の場所に行って、カリウムに置き換わります。そして、100日ぐらいで体内から出ますが、その日にちを少なくすればそれだけ被曝が減ります。また、新たにセシウムを取り込まないことも大切です。そこで、まずは元気

で代謝を盛んにして体の中のセシウムを減らします。次に、豆類（大豆など。外国産が安全）や海藻類（北海道、四国、九州、日本海側、外国産）などのカリウムの多い食品を食べると、置き換わります。

それから、これは私が考えた「やや危険な方法」ですが、ズバリ、セシウム（絶対に放射性物質を含まないということがわかっているもの）を含む食材を摂ることで、これは甲状腺ガンを防ぐために飲む安定ヨウ素剤と同じことです。「セシウム錠剤」というのを服用する方法もあると思いますが、これはお医者さんのご指導がいります。セシウム本来の半減期は30年ですが、このように被曝しない工夫をしたときの半減期は、次の式で計算します。

1／（半減期）＝1／（30年）＋1／（環境半減期）＋1／（体内半減期）

ややこしいので、例を計算してみます。

〈ケース1〉室内を拭かず、玄関も拭かず、生活も気にしない場合
物理30年、環境15年、体内3年（継続取り込み）……体の半減期2、3年

〈ケース2〉室内、玄関などを洗い、生活も注意する場合

物理30年、環境1年、体内30日……………………　体の半減期28日

素晴らしい!! 何もしなければ2年あまり体の中にいて放射線を出し続けるセシウムを1カ月できれいにすることができるということになります。現実は、計算通りにいかないかもしれません。まだセシウムが少しですが降ってきます。でも、身の回りをきれいにしておいて、食材に注意すれば、かなり下がることも確かです。豆類も海藻も健康によい食品ですから、無理なく体内のセシウムをカリウムに換えていくことができますし、血圧の高い人にはさらに素晴らしい!! あまり極端にならないように徐々にやってください。

私は「これを飲めば大丈夫」というのはあまり当てにせず、「水で洗う、できるだけ地面に近づかない、体の調子を整える、カリウムに富んだ食材を少し増やす」というような普通の方法が好きです。

また、放射性物質の少ない北海道、関西、四国、九州などに旅行でもして（できる人ですが）、そこでしばらく体調を整え、カリウムに富んだ食材を選べば1カ月ぐらいで、これまでのダメージを取り返すこともできます。さらに詳しい防御法など折を見て書いていきますが、「放射性物質を取り込んだから、もうダメだ」と考えずに積極的に防御しましょう。

ニュースへのコメント

東電の社長が、国会で、「津波の想定が甘かった。申し訳ない」と発言しました。このことで多くの人は「東電はケシカラン!」と言っていますが、私は全く違います。東電は私企業ですから、時に間違ったこと、悪いことをします。でも原子力は危険だからこそ、国に多くの役人がいて「監視」をしているのです。

東電が「甘い津波予想」で原発の申請をしたとき、それをチェックするのは第一に保安院(経産省)、第二に原子力安全委員会(内閣府)なのです。東電が甘いのは仕方がないとしても、私たちの税金で監視している人が何もやっていなかったということなのです。そして、その人たち(保安院)は謝りません。院長すら出てきません。チェックしなかったことを悪いとも思っていないのです。

私が東電に甘いとお叱りを受けています。確かに東電も評判が悪いのですが、東電は私企業です。それに対してお役所は税金で私たちが監視を頼んでいるのです。だから、私はこの点がハッキリしないとまた同じことが起こるので、東電よりお役所を批判しています。敵を誤ると、見当外れになりますので。

原発 毎日のこと

——平成23年4月20日午後10時 執筆

被曝は取り返せる

キーワード 放射線の積算量を増やさない暮らし方

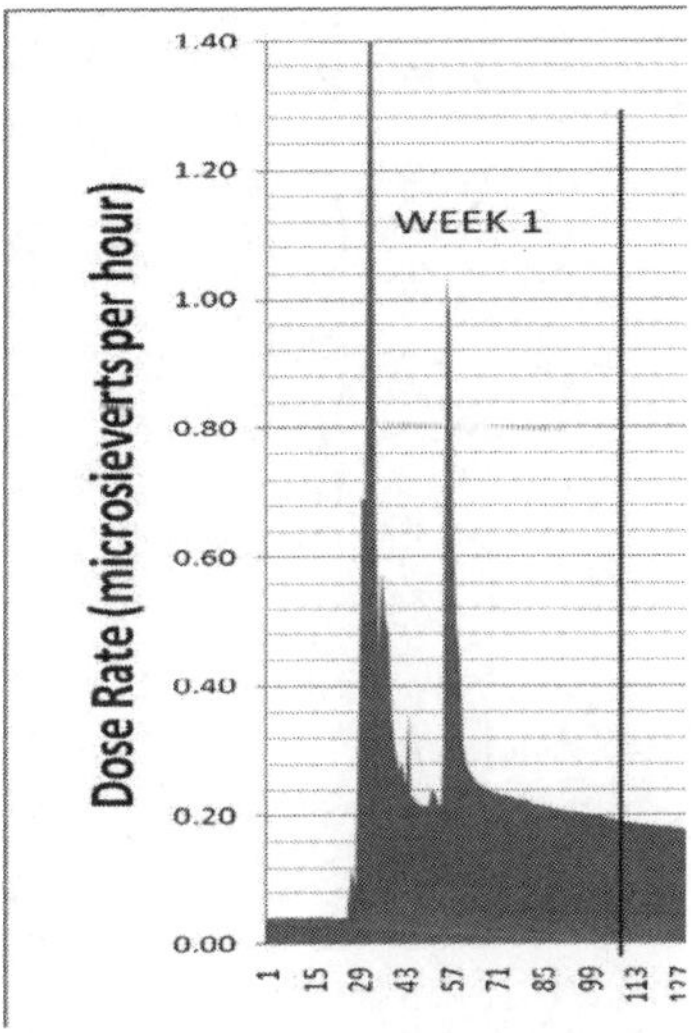

返す返すも残念なのは、国か東電が「原発が爆発しそうだ！　逃げろ！」と言ってくれたら、初期被曝はずいぶん、減ったでしょう。

何しろ上のグラフ（アメリカの環境団体NRDCの速報論文、4月10日公表分より）でわかるように、最初の3日間でかなり被曝するのですから、福島県東部、茨城県北部の人がたった3日、避難していれば！　また気象庁が緊急風向き情報を出してくれていれば！　と思いました。**済んだことですが、繰り返し言っておいて、次の爆発がも**

し万が一あるとしたら、ぜひ、事前に警告を発してください。地震速報より大事かもしれません。さて、

（1）初期被曝してしまった
（2）子供が雨に濡れた（最初）
（3）子供が土の上で遊んでいた（最近）
（4）汚染された野菜を食べてしまった
（5）福島の中通りを車で通った

などで「失敗した！」と辛い思いをしている方がおられます。でも、**過去のことを悔やむより、前進しましょう！**　まず、

（1）被曝は「足し算」ですから、最初に被曝した人はこれから他の人より注意すれば合計で取り返すことができます（ウサギとカメの話を思い出してください）
（2）お子さんが雨に濡れたり、土で遊んだりすると、その時間だけは多い被曝を受けますが、その後、注意をすれば「足し算」ですから、大丈夫です

（3）食品も間違って二、三度食べても「足し算」ですから大丈夫です。お母さんは頭の中に「少し被曝させてしまったからこれから注意しよう」と思っていれば回復します

（4）汚染されていることがわかっている雑草、芝生は刈り取りましょう。土にしみないうちに直接、葉に付いたセシウムをとるためです

（5）お子さんはできるだけ地表から高いところで生活、移動をするように心がけてください

（6）余裕のある人（お子さんも含め）は機会を見て、遠くで体を休めてください

人間には「放射線によって障害を受けても、自分で回復する力」があります。つまり、その人の回復力が20で、被曝が30とすると、10だけ損傷します。次の日に10で抑えれば理論的には回復力の範囲に収まります。たとえば、胸のレントゲンを1回受けると50マイクロシーベルトの被曝をします。医療の被曝は別計算ですが、体のほうは、0・11マイクロシーベルト（1時間あたり）なら回復しますから、15日で胸のレントゲンは忘れてもよいという状態になります。これと同じで、お子さんが雨に濡れて50マイクロシーベルトの被曝をしても、15日間、注意をすれば回復することを示しています。ただ、今は周囲に放射性物質が多いので、少し時間がかかります。また、**もしお金や時間に余裕があれば、しばらくの期間、放射線の低い地域へ旅行して休むと回復します。**

また、水道水がきれいになってきました。また日本の水道局は比較的信頼できることもあります。原因は、「陸地の面積の割合に比して川の面積が小さい」ことによっています。これまでの被曝量が小さい人は連休明けぐらいから水道水を飲めると思います。

ニュースへのコメント

福島の人の悩み、川崎市長のちょっかい——福島の大地には「均等」に放射性物質が降りました。もちろん風上の汚染が厳しいのですが、全体的に降りました。放射性物質は落ちるところを選びません。川崎に運ばれる瓦礫の上にも、収穫間近のホウレンソウにも、また水道の水源となる川にも、平等に降り注ぎました。だから川崎市長の言うように「福島の瓦礫で放射性物質が付いていない瓦礫」などないのです。これが福島の人の悩みであり、農家の人が苦しんでいる理由です。川崎市長の行為は福島の人をさらに傷つけるでしょう。

コラム　さらば！

――平成23年4月29日午後10時 執筆

「反原発派に取り込まれたのか！」

かつて原子力を共にやってきた仲間からがメールきた。さらば！　原子力。原子力村に帰ることは、もう許されない。それでよい。この世に生を受け、戦争の惨禍は両親に降り注ぎ、私は戦争のない日本で人生を終わることができた。そして長じて技術者になったが、私の願いは空しく潰えた。すまない。申し訳なかった。私の思慮が足りなかった。

だから、攻撃は私の罪として受け止める。痛手が身に染みれば染みるほど、子供の被曝は減る。遥かに長い未来と夢がある。彼らの夢を壊してはいけない。でも、久々に楽な気持ちになった。小学校の校庭が3マイクロから0・6マイクロに減ったのだ。万歳!!

私は何をしてきたのだろう？

電気があればテレビを見ることもできる。石油は日本にないから原子力……浅はかだった。

子供を被曝させたら、そんなことは何の意味もない。福島の大地がきれいになり、笑顔の生活が戻る日まで私はへこたれないぞ。この野郎!!

第五章　空間線量が減った後は

4月23日(土)〜5月5日(木)のブログから

4月23日(土)	4号機使用済燃料の冷却のため、コンクリートポンプ車による放水を開始。
24日(日)	東電、福島第一原発敷地内の放射能汚染を示す地図を公開。
25日(月)	福島県警、警視庁の警察官ら、原発から4・5キロの双葉町地区で遺体捜索/菅首相、20キロ圏内の一時帰宅を連休明けと表明。
26日(火)	千葉県香取市の農家10戸が、出荷自粛と停止の期間中、ホウレンソウ7885束を出荷、市場に出回っていたことが判明/東電、損害賠償の仮払い開始/文科省、2012年3月までの福島県の積算線量の推定マップを公表。
27日(水)	大阪大、広島大、東京大などの研究者ら、詳細な放射能汚染地図作りに乗り出す/栃木県全域のホウレンソウ、制限解除。福島県の白河市など県南部9市町村のブロッコリーとカリフラワー、会津、南会津の17市町村のキャベツも制限解除。
28日(木)	中部電力、浜岡原発再開を正式表明。
29日(金)	政府、東電免責を否定。20キロ圏内の一時帰宅案を自治体側に提示。
30日(土)	東電、第一原発に仮設の防波堤を6月中旬までに造る旨を発表/農水省、牧草禁止地域設定のため、東北・関東16都県に放射能量調査を依頼/福島県や関東地方の女性7人から微量の放射能検出。
5月1日(日)	福島県郡山市の下水処理施設の下水汚泥から、高濃度の放射性セシウムを検出。
2日(月)	原発賠償の政府の試算、4兆円案(うち東電分2兆円)が明らかに。
3日(火)	20キロ圏内の「警戒区域」で自治体の職員らが住民一時帰宅の予行演習/1号機建屋に換気装置設置/東電、原発から15キロと20キロ離れた海底の土から放射性物質を検出と発表。
4日(水)	東電社長ら、福島県広野町、浪江町、葛尾村の避難所を謝罪訪問/福島県いわき市と県南地域のホウレンソウ、コマツナなど出荷制限解除。
5日(木)	海江田経産省、浜岡原発を視察/放射線量、千葉が平常値に接近、東北、関東各県は数日前と比較して横ばい。

決まっています、汚染土の捨て場

——平成23年5月1日午後9時 執筆

キーワード 東電、政府がすべきこと

福島県を中心として「汚染された場所の洗浄と、表土の除去」が始まっています。手をこまぬいていれば30年は汚染された土地で生活しなければならず、それは子供たちの人生そのものになってしまいます。しかし、「なぜ、汚染されているのか」というと、「そこに放射性物質(粒)があるからだ」ということですから、とにかく早いうちに除去することです。「きれいな福島大作戦」が郡山から始まったようですが、早速、「汚染された土をどこに捨てるか」が問題になっているようです。

「校庭の表土は汚染されているから、持ってこられては困る」という住民の反応も理解できますが、だからといって誰もがいやがる汚染された土の上で、児童が運動してよいということではありません。

もちろん、**汚染された土は福島原発に返すのです。臨時にどこかに置くのもよいですが、最**

終的には福島原発に持っていくのが理の当然です。ある家庭で、間違って汚いものをご近所に撒き散らしたとします。ご近所の人はそれを集めて、汚いものを撒き散らした家庭に持っていくでしょう。

つまり人間にはたまに間違いがありますが、間違えた人がそれを始末するのが常識で、汚いものをご近所に撒き散らしておいて知らん顔をしているというのは全くおかしなことなのです。そしてご近所の人が、撒き散らした汚いものを持ってきたからといって引き取りませんというのも常識外れです。

今度の福島原発の事故というのは、「東京電力という人が所有している福島原発」から汚染されたものが東北・関東に撒き散らされたのですから、当然その引き取り手は福島原発なのです。東京電力が「汚れているものだけ持ってきてくれ」というのもおかしな話で、たとえば、瓦礫と放射性物質を分けることが難しければ、瓦礫のまま持っていけばよいのです。東京電力は大きな会社ですが、私企業であることには間違いありません。**私企業が失敗したことを、政府は必死になって国民にそのツケを回そうとしています。**

政府は、早く福島をきれいにしなければなりませんし、環境省は福島の汚れた瓦礫を川崎市、愛知県などに持ち込もうとしていますが、もし瓦礫を持ち込むなら東京電力がきれいにしてからそれを持ち込むべきです。**ここで「きれいにする」というのは規制値以下にするのではなく、**

放射性物質自体を全部取り去るということを意味しています。奇妙な議論に巻き込まれず、福島をできるだけ早くきれいにし、その過程で出てくる汚染されたものは、すべて福島原発に返すべきです。

福島の30年

——平成23年5月1日午後9時 執筆

キーワード 基準値20ミリシーベルト／年で除洗を遅らせると

福島は今、文科省の1年20ミリシーベルトの基準で動いている。これは何を意味するか、これからの30年を描画してみる。最後の判断をするのは福島の人だが、参考にしていただきたい。

（1）**人体への影響**　放射線は被曝する量に比例してガンが発生する。セシウムの半減期は30年だが、土壌が流れたりするので、それを10年としても、今から10年は普通の状態より増えるガンが他県より20倍、次の10年は10倍になるだろう。福島は「若年層ガン多発県」になる。福島の人には言いにくいし、申し訳ないが、これは科学的事実である。今、言いにくいからといって耳触りのよいことを言っても、そのうち事実となって現れる。そしてこのデータは「武田説」ではなく、国際的にも国内的にも多くの専門家が認めているものである

（2）**産業への打撃**　国際的に1年に1ミリと決めているのは、外国旅行をしたり、安心して外国の食材や工業製品を買えるためである。

従って、これも福島には悪いが、今後、30年は福島には観光客は行かないだろう。福島の食材は買う人がいないだろう。そして外国の企業は従業員が赴任を拒否するし、サッカーも国際試合はできない。福島は日本の孤島となり、そこで仕事ができるかも不安が残る

（3）**解決策**　唯一の解決策がある。郡山市の小学校が表土を除いただけで、1時間3・2マイクロシーベルトだったのが0・5マイクロシーベルトに下がった。つまり放射線は福島の大地に落ちている「粒」から来ているので、それを除くだけでよい。**梅雨の前に洗浄してしまえば、福島はきれいになる。**20ミリまで安心だというのは政府が福島にお金も人も出したくないからで、福島をきれいにしないと福島の子供たちの将来が心配だ。よく考えれば「福島の復興は福島をきれいにすること」であることは当然だ。削り取った表土は福島原発に返す

「1年1ミリシーベルト」は国際的な約束である。またヨーロッパは、1年0・1ミリシーベルトを主張している。**今、20ミリでよいと言っている専門家は、絶対に国際会議で時代に逆行する20ミリを認めさせる力はない。**「田舎としての日本」だけで通用する話だ。だから、20ミ

りまで大丈夫ということは、健康上も問題であり、さらに将来の福島を失うことを意味している。

私は福島の人の決断に期待している。私は福島に安心して旅行したいし、きれいになったらどんどん食材を買いたい。だからきれいになることを期待している。

連休明けの生活（7）

——平成23年5月2日午前10時 執筆

食材をどう選ぶか？

キーワード 何ベクレルを下回ればいいか

「連休明けの生活」の（5）と（6）で、野菜による内部被曝について書きましたが、やや複雑になって、あまり生活の指針には役に立たない方向に行ったので、少し角度を変えて多くの方が計算できる方式に変更しました。従って、連休前の生活の（5）と（6）は参考程度にして、この記事を指標にしてください。また、数人の方からデータなどを提供していただきました。ここに厚く御礼申し上げます。食材からの被曝を減らすために必要な知識は、まず、簡単にまとめると次の通りです。

（1）食材は1キログラムあたり10ベクレル（ヨウ素、セシウム）を下回る場合は「安心して食べることができる」としてよい

（2）現在のところ、肉類、コメなどは汚染されておらず、野菜と牛乳だけが問題なので、幸

いなことに、野菜については20ベクレルまで大丈夫

(3)野菜は「福島、茨城、栃木」産のものは控える。東京や群馬、千葉、埼玉、宮城の多くの野菜も「規制値以下」ということで、データが公表されていないので、データが公表されるまでは控えたほうがよい(データが手に入れば、このブログに掲載します)

(4)産地が偽装される可能性が高いので、余裕があれば、関東以外でとれる旬の食材を求める。たとえば北海道産、九州産のように特徴があれば万全

(5)肉類と鶏卵は、福島県産の鶏肉、豚肉はギリギリで、しばらくしたら大丈夫になりそうだが、他の都県のものは10ベクレル以下で安全。牛乳についてはまた別に整理する

(6)岩手、秋田、新潟、長野、山梨、静岡と、それより遠い地域で10ベクレルを超えるような食材は見あたらない(安全)

(7)危険な食材しか得られない場合や、自分で計算する場合の計算方法は次に示す

説明

データを集めるのに少し時間がかかりましたが、4月に入って全般的に汚染が少なくなってきたこと、**肉類やコメが安全なことから、連休明けまで待っていてよかった**と思います。

〈ケース1〉食材が全体に汚染されているとき（今は違うが、基本だから）
1日に日本人は1・4キロの食品を摂りますから、もし10ベクレルなら、

10ベクレル　×　1・4キロ　×　365日（1年）×　2／100000
=0・1ミリシーベルト

となります。**最後の（2／100000）というややこしい数は、ベクレルからミリシーベルトへの換算です。**限度は、1年に1ミリシーベルトですから、食材からその10分の1は我慢しようということです。右の計算は、「食材が全部、汚染されているとき」では、今コメと肉類が大丈夫なので、

〈ケース2〉野菜は1日350グラムは摂るので、20ベクレルとすると、

20ベクレル　×　0・35キロ　×　365日　×　2／100000
=0・05ミリシーベルト

となります。また、仮に北海道などの野菜が売っておらず、日立産のホウレンソウと同じぐらい汚染された野菜を買ったとすると、4月22日のデータでは250ベクレルぐらいありますから、

250ベクレル × 0・35キロ × 365日 × 2／100000
=0・64ミリシーベルト

となり、**「野菜だけでは1年1ミリにいかないけれど、全体の被曝量としては1ミリを超える可能性が高い」**ことになります。事実、空気中の放射線も1時間0・3マイクロシーベルトぐらいあり、それからの被曝が、

0・3マイクロ × 365日 × 24時間 = 2・6ミリシーベルト

になるので、合計すると3・2ミリシーベルトになります。茨城県北部の人は、空気中の放射線だけで厳しいのに、さらに食材からの被曝が加算されますので、**難しいことですが、「放射線の強い地域ほど、野菜は放射線が含まれていないもの」を選ばなければいけない**ことがわ

かります。

このブログで再三、指摘していることですが、「地産地消」は絶対に避けなければなりません。福島、茨城のように空気中の放射性物質から外部被曝を受けている人はそれだけで一杯なのに「地産地消」というと福島や茨城の食材を使うことになり、外部被曝に足されます。ぜひ、福島や茨城のスーパーは、普段からお客さんのお世話になっているのですから、この際、恩返しに北海道とか九州の食材を仕入れて、少しでも福島、茨城の人の体を休めてください。**「地元の野菜」より「地元の人の健康」が大切です。**

そうすると、農家の人はお困りですが、犯人は政府（保安院）と東電ですから、ご遠慮なさらずに、「野菜の全量引き取り」を交渉してください。今の状態は、政府や東電が、「これぐらいの放射線は安全だ」と「法律違反」して言い、政府と東電の出費を抑えて、被曝量の高い地元の人に、さらに被曝させている状態です。

福島、茨城の自治体、お役人、教育委員会、スーパーの人で「このぐらい大丈夫」と言っている人は、一度、法律を確認してください。

連休明けの生活(8)

——平成23年5月3日午後1時 執筆

水

キーワード 目安は10ベクレル

水道水については、国際的には国連のWHOが基準を決めて、日本では政府の指導のもとで水道協会が同じ内容の「ガイドライン」を出しています。一般人の被曝限度は「1年1ミリ」なので（国際勧告と国内法）、**日本水道協会は、その10分の1の1年間0・1ミリと設定しています。これは、水道水の他に外部、チリ、食材などからも被曝を受けるので、水道水を基準値の0・1ミリにしておかないと全体が規制値をオーバーするためです。**

そこで、ここでも日本水道協会のガイドラインを使って、どこの水道水が危険かを調べました。

なお、**日本の役所の中で水道は極めて正確、真面目で、これまで水道関係者（水道マンと言う）が汚い水道水を家庭に送ったり、ウソを言ったりしたことはほとんどありません。**世界的に「安心して水道水が飲めるのは7カ国」と言われますが、もちろん、日本はそれに入っています。

まず計算式ですが、水道水に含まれるヨウ素とセシウムのベクレルがわかるときには、簡単に示すと、**飲む水は1日600cc**、つまり0・6リットル（0・6キログラム）ですから、

（ベクレル）× 0・6キロ × 365日 × 2／100000＝（ミリシーベルト）

でベクレルを入れて、ミリシーベルトが0・1ミリ以下なら大丈夫ということになります。たとえば、水道水に20ベクレルのヨウ素とセシウム（合計）が入っている場合は、計算結果は0・09ミリシーベルト、つまり、わずかですが水からの被曝限度の0・1ミリシーベルト以下になります。その点では、福島、茨城以外のところでは水道水を安心して飲むことができるようになりました。**なお飲み水ばかりではなく、調理、煮物、味噌汁、はみがき、洗面など直接、肌に触れたり、口にする量は1日2リットル**になりますから、

10ベクレル × 2 × 365 × 2／100000＝0・15ミリシーベルト

という値になります。10ベクレルでも水からの被曝が危険領域に入ります。この場合は、7

ベクレル以上の県は危険となり、福島、茨城、栃木の水道水は飲用や調理などに使わないほうが良いということになります。

これらのことから、飲用と調理のように**直接、体の中に入る水だけを注意するのが適当で、おおよそ10ベクレルが目安になります。**連休明けでは福島、茨城の北部、栃木の一部だけはペットボトルがよいでしょう。もし、さらに下がってきた場合は、ブログで紹介します。

連休明けの生活(9)

——平成23年5月4日午前11時 執筆

「チリ」からの被曝

キーワード 外部被曝、内部被曝

連休明けの生活(8)で水からの被曝の計算をして、福島、関東の一部を除いて水道に含まれる放射性物質の量(正確に言うと濃度)がかなり減ってきていることを示しました。大変、よいことです。ただ、福島県などの一部のデータに少し疑問がありました。データというのは単に「水道局の発表値」だけを参考にしているわけではありません。

科学的なことは「すべてのデータのつじつまが合っている」ことが大切です。なぜなら一つ一つのデータは、人間がすることですから、測定誤差も、計算間違いも、錯覚もあるので、その他の知見と合致していなければならないからです。

水道水がなぜ汚染されるかというと、「水源に放射性物質が降り注いだ」からです。最も汚染がひどかった3月下旬に1リットルあたり450ベクレル程度の観測値があります。

これに対して、原発からの放射性物質の総排出量と風向きからは、数ベクレルが観測されるはずなのですが、「検出されない」という報告になっています。総放出量、風向き、水源の状態、それに水道局の報告値はすべてつじつまが合わなければならないので、今、少し調べています。**おそらくは福島県を含めてすべての水道水は安全になったと考えられますが、もう2、3日、待ってください。すべてのつじつまが合ったところで、ブログに書きます。従って、ペットボトルの買いだめは必要ありません。**

さて、野菜、水と整理をしてきたところで、今回は「チリ」です。「粒」で飛んできた放射性物質はさまざまな形をしているので、これを一括してチリと呼んでいます。つまり、放射線を持った細かい粒です。原発事故のときに人間は主として、次の被曝を受けます。

（1）原発からの直接の放射線（ほとんどない）
（2）原発から飛んできたチリが身の回りの空気に浮いていたり、壁に付いたり、床に落ちたりして、それから出る放射線を受ける（これがほとんどの外部放射線）
（3）空気中のチリや地面から舞い上がってきたチリを呼吸によって直接肺や胃に入れる（内部被曝の第一、今回のブログ）
（4）水を飲むことによって水の中の放射性物質が胃に入る（内部被曝の第二、前回のブログ）

（5）食物を摂ることによって胃に入る（内部被曝の第三、前々回までのブログ）
（6）この他、衣服に付いたり、お風呂に入ったときに皮膚に付いたりする被曝もありますが、
かなり少ないので、普通の状態のときには無視しても大丈夫

などです。今回は（3）で、空気中のチリを体内に取り込んだ場合で、母乳などから放射性ヨウ素が出たのは、これが原因です。このブログで「マスクをしてください」と最初に呼びかけたのも、この被曝防止です。**まず基礎的なことですが、空気中のチリを吸って肺や胃に入っても、食事によって入っても、基本的には同じです。**従って、計算式は、

（空気中のベクレル〈1立方メートルあたりのベクレル〉）
×（呼吸量＝1日8立方メートル　※年齢と性別、生活で違う。詳しくは表を最後につけました）
×　365日
×　0・0002（ベクレルとミリシーベルトの換算）

で計算できます。たとえば、福島市では3月20日には230ベクレルもあったのですが、今では福島原発からの放射性物質の放出量が100分の1になったので、2ベクレル程度になっ

カテゴリー	行動	日本人男女の平均呼吸率（m3/h）注	生活行動	生活時間	
				屋内（h）	屋外（h）
Ⅰ	睡眠と安らかな横臥	0.37	睡眠	7.7	0
Ⅱ	座った姿勢での活動	0.6	食事、趣味（1/4）、交際（1/2）、テレビ・新聞等、休養、学習・研究、受診、屋内での学業	6.57	0
Ⅲ	立った姿勢での軽い活動	0.91	身の回り、通勤・通学、屋内仕事、家事（1/4）、育児（1/2）、買い物（1/2）、移動（1/2）、趣味・娯楽（3/4）、交際（1/2）、その他	5.42	0.48
Ⅳ	家事の身体活動	1.17	家事（3/4）、社会的活動、育児（1/2）、屋外仕事、屋外での学業	1.28	1.66
Ⅴ	活動的な娯楽	1.88	スポーツ、介護・看護	0.11	0.12
Ⅵ	速やかな歩行	1.93	通勤・通学（1/2）、買い物（1/2）、移動（1/2）	0.16	0.5

出典：放射線医学総合研究所　ラドン濃度測定・線量評価委員会（1998）
注：日本人男女の平均呼吸率とあるが、実際にはSnyder, W.S.et al.（1975）に掲載されている呼吸率に0.9を乗じて、日本人の呼吸率としている。

ています。つまり、

2×8×365×0・00002≒

0・12ミリシーベルト

となり、1年の限度の1ミリシーベルトの10分の1になり、注意を要する量であることがわかります。また、3月20日にはこの100倍ですから、1年間で12ミリシーベルトの被曝をする環境にいたことになります。**ただ、この量は「1年間続けて」ですから、福島市の人は3月20日に、この365分の1、約0・03ミリシーベルトの体内被曝となります。**

ところで、私が「子供さんは地面に近いから注意」と言ったのは、この「チリによる体内被曝」という点でお子さんは厳しい環境にいるからです。お子さんが運動をすると地面に近いので、地面に落ちているチリが舞い上がって、それを吸うので大人の数倍の被曝を受けます。しかも運動しているので、右ページの表のように呼吸量も多いのです。

郡山市が小学校の校庭をきれいにしたのは素晴らしいことです。お子さんにとってみれば「地面からの放射線」と「地面から土（チリ）が舞い上がって、それで体内被曝する」という二つのことが、5分の1になったのですから、大したものです。なお、各地の空間のベクレルなどを今、調べていますので、数日後に場所ごとの被曝量を出そうと思っています。今回は原理原則だけです。

連休明けの生活(10)

掃除と被曝 庭と公園、道路の植え込み、側溝へ

――平成23年5月5日午前9時 執筆

キーワード きれいにして効果の高い場所

郡山の小学校で校庭の表土を取り除いたら、3・2マイクロシーベルトが1・9マイクロになり、一部では0・5マイクロまで下がったと言われています。ひさびさに、大変に素晴らしいことです。セシウムの半減期は30年です。この作業を指示した市長は自分の決断で「市民、30年分の被曝を除いた」のですから、市長の鑑《かがみ》です。もちろん、これは小学校だけではありません。今度の福島原発で汚染された地域は家庭でもレストランでもどこでも同じです。

それでは、「連休の時期」には、どこを掃除すれば一番、効果があるでしょうか? 読者から貴重なデータが提供されました。

大掃除の結果!!

・窓、窓枠、網戸、外壁の洗い流しは効果が見られず

・雑草（クローバーとイネ科の細長い葉）を刈り取ったところは60％に減少
・植木鉢の土入れ替えで35％に減少

ご家族での大変な作業だったということですが、よかったですね。放射性ヨウ素がなくなってから、セシウムに代わると30年です。それが半分ぐらいになったのですから、これから毎日30年も違うのですから、ご家族の将来の健康は安全側になりました。この結果は私が持っているデータともおおよそ合います。

（1）第1期（爆発から3月下旬まで）
空気中の浮遊物が多く、室内やトンネルなどでは放射線量は低かった（放射性物質のチリが空気中を飛んでいる最中）
（2）第2期（道路などに落ちてきた時期。4月上旬）
この時期、東京の浅草などで、空気中の放射線量が0・1マイクロを切っていたのに、地面は2マイクロぐらいだった時期。横浜市が空気中の放射線量の測定をビルの5階でやっているので、もう少し低い場所で測定してくださいと求めていた時期。福島県のある地点では、歩道上の高さ2メートルで1マイクロのとき、歩道の地面の上は20マイクロというデータや、千葉

県の作物を植えていない畑が空気中より4倍程度の放射線量だったという測定値が出ていたころです

（3）第3期（4月下旬）

放射性物質が徐々に道路のような「固いところ」から移動し、また「草や水たまり、側溝」などに溜まっていた時期です

たとえば、福島市では、庭では、3マイクロシーベルトなのに、雨樋の下は12マイクロ、雑草が50マイクロ（実に16倍強!!）、落ち葉の上が20マイクロとなっていました

これらの結果と、大掃除をされたご家庭の結果はかなりよく合っています。つまり、「最初は空気中、それから道路や窓、壁にうっすら付いていたものが、少しずつ水たまり、草の上、植木鉢の土などにしみこんだり、移動したりしている」ということです。そこで、身の回りの最後の大掃除として、

①庭を中心に、植木鉢、庭土の表面を薄く取って入れ替える

②雑草を徹底的に抜く（雑草が土の中から放射性物質を取り込んだのではなく、空気中の放射性物質が雑草の上にのって、そのままくっついている）

③庭木、花などの葉に水をかけて、できれば丁寧に拭き取る
④玄関先から側溝までを水をかけながらゴシゴシ洗う
⑤雨樋、落ち葉の吹きだまりについては個別によく見て、普通なら黄砂や火山灰などが溜まるところの水、土、落ち葉などを慎重に取り除き、あるいは土を少し除く。かなり高い放射性物質を含むことがある
⑥1回大掃除をすれば、今後はいらないと考えられるが、雨樋の下や吹きだまりはしばらく注意をして取り除いておく

などを勧めます。**郡山の小学校やご家庭の大掃除のデータから、これで身の回りの放射線が2分の1になると、東京などは「完全に安全」の領域に入り、埼玉、千葉、栃木の南部、群馬、神奈川、山形の東南部、仙台以北の宮城県なども「ほぼ普通通りの生活」ができるようになると思います。**

なお、できるだけ地域で側溝、公園（特に落ち葉と雑草）、道路の雑草、舗装された歩道の煉瓦などのすき間、商店街の道路の植え込みの葉などの洗浄を進めると効果がさらに上がると思います。

東電のミスでこんなことをしなければならないのは、実に腹立たしいのですが、そういって

もすでに「半減期30年」の放射性セシウムが付いている以上は、自衛のためにとりあえず行動するべきでしょう。

自然の放射線は、1時間0・02マイクロぐらいですから、1マイクロでも50倍の放射線に相当する放射性物質があることになります。少しでも減らすのは、これから長い間生きていく子供たちのためにも大切ですし、地面に近いところは子供たちが接するところですから。

ところで、**汚染された土は東京電力に電話して引き取ってもらう（もともと東電の福島原発のものですから、東電に誠意があったら「ご家庭を汚してすみません」と頭を下げて取りに来るでしょう）のが一番よいですし、自治体が引き取ることも考えられます**（自治体も東電がやらなければ、二次責任があります）。でも、現実には電気代、税金を取っているわりにはいざというときに頼りにならないことも確かです。もし**この二者が頼りにならない場合、レジ袋などに入れて庭の裏のほう（人が行かないほう）に少し穴を掘って埋めてください。**

セシウムはベータ線とガンマ線を出すことと、郡山の状態を見ても、取り除いた土砂を固めておけば、表面の放射線量はそれほど高くはありませんでした。そのうち、**東電か自治体が引き取りに来たら出せるように土の中に埋めておくのがよい**と思います。

原発論点2

1年100ミリ問題と原発の安全性

——平成23年5月5日午前11時 執筆

キーワード 原発のこれから

福島原発事故が起こるまでは、世界の放射線の安全の基準は「1年1ミリシーベルト」であった。それに基づいて日本の法律も原発の安全性もすべて決まっていた。ところが、福島原発事故が起こった直後、政府は1年100ミリを超える放射性物質が出ているにもかかわらず、「直ちに健康に影響はない」と繰り返した。政府ばかりではない。NHK、朝日新聞をはじめとしてメディアも「1年100ミリまでは安全だ」という専門家を登場させた。

その中には、「放射線は浴びれば浴びるほど健康になる」と言っていた大阪の医者もいた。福島市に顧問として招かれた放射線医学の専門家も「1年100ミリまでは全く問題ない」との発言を繰り返した。専門家の発言でもあり、立派なテレビ局が報道したので、それが現行の法律違反であることを知らされていない国民が信じたのも無理はない。

でも、このことの是非を問うものではない。

「1年100ミリ」の問題を深く考えてみたいと思う。**仮に被曝が1年に100ミリまで大丈夫であるなら、原子力発電は安全になる**からだ。

軽水炉の場合、原発が事故を起こしても、付近住民が1年に100ミリの被曝をすることはまれであり、現在のように危機が訪れているとき（間違ったら人体実験になる時期）にも、政府、NHK、そしてこれほど多くの放射線医学の専門家が「1年に100ミリまでOK」と言うならば、原子力発電所は安全ということになる。つまり、かなりの確信がないと住民が被曝している最中だから、その責任は極めて重たいのである。

原子力発電所が危険とされるのは、事故のときにそこから漏れる放射線によって被曝するからである。そして被曝と言っても程度問題で、

・1年に1ミリまでなら原子力発電所は危険
・1年に100ミリまで安全ならば、原発は安全な発電方法

になるからだ。

私が2006年の地震指針決定で、「安全な原発推進」から「原発が不安全だから批判」に

代わり、さらに2011年の事故で「原発反対」になったのは、1年1ミリが前提である。今回のことで、原発が安全な発電方法か危険なものかは思想問題ではなく、また技術問題でもなく、放射線医学の問題に還元した。今まで、国際放射線防護委員会や国内の放射線に関する委員会で常に言われてきたことは、「1年に1ミリ以下」ということだった。それを受けて、私のような原子力の専門の側は安全性を強く意識したのである。

でも、放射線医学の先生が、「1年に100ミリまで安全だ」と言われるならば、今までの安全議論はバカらしいもので、私も何を悩んできたのかわからない。意地悪でも意図的でもないが、**今回の福島原発の事故の際に「1年に100ミリシーベルトまで大丈夫だ」と言った専門家の先生を集めて国の委員会を開き、それを公的に確定する。**国内法（文科省、厚労省所管の法律など多数）を改正し、すると大幅に「汚染物質」も減り、「管理区域」もなくなる。これまでの放射線による障害の労災認定も取り消されることになるし、原子力施設は「安全な施設」に変わる。

しかし、年間被曝限度量の確定には世界的なコンセンサスが必要である。外国旅行をするとか、外国で食事をする、もしくは外国で水を飲むというときには、放射線の安全性について世界中のコンセンサスが必要とされる。

従って、**国内で1年に100ミリまで大丈夫であるというコンセンサスが得られたら、国内**

法の改正と並行して、国際的な活動をして世界を説得し、世界的に1年に100ミリの基準を確定しなければならない。それができたら、日本の原子力発電所の安全基準を変更し、付近住民が100ミリまで被曝してもよいという基準に直す必要がある。

私の考えでは、付近住民が100ミリまで被曝してもいいということになると、現在の地震指針にわずかな改正（事故時の対応）を加えるだけで原子力発電所は極めて「安全」に日本国内で運転することができるであろう。エネルギー問題も考え直さなければならない。

時に「武田は放射線医学の専門家でもないのに、1年1ミリなどと言うな！」と罵倒されるが、私は今まで放射線医学の専門家が「放射線は浴びないほうがよい。1年1ミリが限度だ」と言われるので、それを理解してきた。

もちろん、責任ある立場で仕事をしてきたのだから、私は「個別の因果関係では1年100ミリから障害が出ること、それ以下では確率的にガンなどの発生が見られること」をデータなどでも確認し納得してきた。

それが間違いなら、もう一度、原発の安全性もエネルギー問題も考え直さなければならない。「1年100ミリ」と言っているNHK、朝日新聞、そして学者（主に放射線医学）の方に、

（1）なぜ、これまでと百八十度違うことを言い出したのか？

（2）本当にこれから1年100ミリでよいのか？
について早急に声明を出してほしい。そうしないと、私たちのこれからの多くの努力も無に帰する。

おわりに

最後に、今回の事故と少し違った観点から、原子力の話をしたいと思います。

科学というのは「自然現象を明らかにすること」で、それを発展させて「人類の福利に役立てる」という働きをします。後半部分を「技術」と呼ぶこともありますが、特に科学と技術を分けずに「科学技術」と言ったりします。

ところで、人間の頭とは非常に不完全なもので、目で見たり経験したりしたことにとらわれます。たとえば昔は、どう見ても地球は平らだったので、「地球は平らだ」と思っていました。そして太陽は、東から出て西に沈むので「地球は平らで太陽が動いている」と思っていました。今では「地球は平らで太陽が動いている」と言うと笑われてしまいますが、自分が見ているものが正しいとすると、この説明もあながち間違っていないかもしれません。

私たちは学校で「地球が丸い」ということと、「太陽の周りを地球が回っている」と教えられるので、知識として知っているのであり、目で見た感じでは、そんなことは信じられません。

地球が平らだと思っていた頃、太陽が東から昇って西に沈むことも不思議に思われていました。地球は平らなのだから、普通に考えれば、次の日は太陽は西から昇るはずです。たとえば、ある人が東京から博多まで行って、翌日どこから帰ってくるかと聞いたら、「博多からに決まってるじゃないか」と言われてしまうでしょう。つまり、当時の人たちにとって、太陽が毎日、沈んだ西側ではなく東から昇ることは、とても不可思議なことに思えたのです。

しかし、人間は何とか目の前のことを説明しようとします。頭を絞った結果、「太陽は毎日、東の土から新しくできて、西の土に帰るのだ。太陽は同じように見えるけれども毎日違う太陽が昇ってくるのだ」という説明で満足しました。

この話からも、人間の頭は「真実を真実と思うのではなく、自分が納得することを真実と思う」ことがわかります。

ところがここに厄介な問題があります。現在の人間の知識は完璧ではないので、「完璧ではない頭で納得するものは間違っている」ということが常につきまとうのです。

そこで科学者は、常に「現在、自分が目で見たり頭で考えていることは、学問的に積み上げたことで、厳密に証明されているが、知識が不十分だから本当は間違っている」という矛盾を感じながら研究をしているのです。

もともと、新しいものを発見したり研究したりするというのは、現在の知識が不足しているか、現在の学問が間違っているからです。

ニュートンが生まれる前には、物が落ちる説明は「地下の悪魔が引っ張っている」と考えられていました。そしてニュートンが生まれると「万有引力」という概念ができ、さらに20世紀になると宇宙における光の動きなどから、その概念に対して疑問が出てきました。おそらく300年後には、万有引力は否定されているでしょう。

私たちの頭脳で考えることは、浅はかなことと科学者は常に思っています。しかし、そういっていても前進できません。ですから現在の段階では、一つ一つのことは厳密な手段で証明していっています。けれども、それは私たちが目で見たり、体で体験したりすることを基にしているからこそ不確かとも言えるのです。

今からわずか150年前には、太陽がなぜ光っているのかわかっていませんでした。あれほどの強い光を出しているわけですから、何か燃料があるはずです。しかし、薪や石炭を燃やしているとは考えられず、人類が誕生して以来、毎日、目にしている太陽すら理解できませんでした。ところが今から110年ほど前に、キュリー夫人がラジウムを研究した結果、思いがけず「核反応」が見いだされ、それがさらに発展して太陽が「原子力」で光っていることがわかったのです。

原子力が見いだされるまでは、原子力で光っている太陽の燃料を思いつくこともできません。人間というのは、わからないものはわからないので、着想もできないのです。キュリー夫人は、単にラジウムが奇妙な振る舞いをするので、それを調べたところ、原子力という新しいことを発見したというわけです。

原子力というのは、この宇宙のほとんどのエネルギーを生み出しています。石油や石炭は、大昔の太陽の光を生物の体に蓄積したものですから、これも原子力エネルギーの利用です。

また、最近になって研究されている太陽光発電や風力発電も、これも太陽のエネルギーを使用するわけですから原子力です。つまり、原子力のエネルギーを間接的に使うか、直接的に使うかという差があっても、人間が利用するエネルギーは、そのほとんどが原子力と言っても間違いではありません。

原子力を研究している科学者は、このことが頭にあります。従って、原子力発電をすることは、早い遅いはあるにしても、将来は人間が避けて通れないことだと思っていました。もちろん、私もその1人でした。つまり、科学にとって「原子力を利用する」ということは「太陽の光を利用する」ことですから、別段、大したことはないように見えているのです。

ただ、原子力という巨大なエネルギーを直接、発電に使おうとすると、技術的には難しいことが多々あります。それは、原子力（核反応）があまりに激しい反応なので、放射性物質という人体に害になるものが大量に発生するからです。

原子力の技術を進めるということは、それが社会に対して幸福をもたらし、災害をもたらさないということは最低の条件です。まさか科学技術をやっている者は、社会に災害をもたらすことを目的に研究をすることはできません。

それなのに、なぜ2006年、「想定外のことが起こると、原子力発電所が破損し、大量の放射線が漏れ、さらには、付近住民が著しく被爆する」ということを認めるような、非常に奇妙な「耐震指針」が成立したのでしょうか。原子力も、研究者たちは最初の頃には純粋な気持ちで研究していたのだと私は思います。しかし、それがある程度の大きさになると、お金が欲しい、名誉がほしい、今の仕事を続けたいというような全く違う動機が出てくるようになるからではないでしょうか。原子力に携わる多くの人たちの欲、周囲への影響を想像する力の欠如が、間違った結論を導き出してしまったように思います。

私はこの耐震指針の成立に疑問を持ち、これをきっかけに「安全な原子力発電の推進派」から、やや慎重な立場に微妙に変わってはいましたが、そんな中、今回の事故は起こりました。

これまでの歴史を見れば、科学はずいぶん進歩しました。今回の事故が、世界にはどう影響したかわかりませんが、社会の中での科学の在り方について、再考を促す大きなきっかけになったのではないかと私は感じています。「原子力」に限らず、人類がこれまで理解した部分というのは自然のごく一部にしかすぎません。これからもどんどん新しいことが発見され、私たちの考えは変わっていくことでしょう。そのような中で、科学が社会にどういう影響をもたらすかということを、考え直す岐路に立っているように思います。

幻冬舎新書 218

放射能と生きる

二〇一一年六月三十日　第一刷発行

著者　武田邦彦
発行人　見城　徹
編集人　志儀保博

発行所　株式会社　幻冬舎
〒一五一-〇〇五一　東京都渋谷区千駄ヶ谷四-九-七
電話　〇三-五四一一-六二一一（編集）
　　　〇三-五四一一-六二二二（営業）
振替　〇〇一二〇-八-七六七六四三

ブックデザイン　鈴木成一デザイン室
印刷・製本所　中央精版印刷株式会社

Printed in Japan　ISBN978-4-344-98219-2 C0295
た-5-3

幻冬舎ホームページアドレス http://www.gentosha.co.jp/
＊この本に関するご意見・ご感想をメールでお寄せいただく場合は、comment@gentosha.co.jp まで。

幻冬舎新書

香山リカ
世の中の意見が〈私〉と違うとき読む本
自分らしく考える

情報が溢れる現代社会、自分の意見を持って、ふりまわされずに生きていくにはどうするか？　世の中で意見が分かれる悩ましい問題を題材に、自分なりの正解の導き方をアドバイスする思考訓練の書。

副島隆彦
お金で騙される人、騙されない人

銀行、証券、生保のウソの儲け話に騙されて、なけなしの預金を株や投資信託につぎ込み、大損した人が日本国中にいる。金融経済界のカリスマが、12の事例をもとに、世に仕組まれたお金のカラクリを暴く！

副島隆彦
なぜ女と経営者は占いが好きか

近年、金融・経済の近未来予測を当て「予言者宣言」をした著者が、占い・呪いに魅せられた。四柱推命、九星術を研究し、山伏修行を実体験。未来を見通す重要性を体当たりで説く革新的な書。

高井研
生命はなぜ生まれたのか
地球生物の起源の謎に迫る

40億年前の原始地球の深海で生まれた最初の生命は、いかにして生態系を築き、我々の「共通祖先」となりえたのか。生物学、地質学の両面からその知られざるメカニズムを解き明かす。